Los asombrosos remedios del curandero

Métodos de curación surgidos
de la tradición popular

José Dueso

¡¡¡ADVERTENCIA IMPORTANTE!!!

Los distintos remedios que aquí se citan proceden de la tradición popular y folklórica, y de la gran afición del autor de recoger recetas medicinales rebuscando aquí y allá. Eso no quiere decir, ni mucho menos, que sea recomendable ponerlas todas en práctica, si bien la eficacia de algunas de ellas está suficientemente probada. Advertimos con esto que, si alguien quiere ensayar alguno de los remedios aquí expuestos, en sí mismo o en otras personas, lo hará bajo su exclusiva responsabilidad y con todas sus consecuencias.

José Dueso

Introducción

Que nadie se llame a engaño a la hora de leer este libro. No está el lector ante una obra de tipo práctico ni didáctico, aunque todo cuanto en él se dice haya sido empleado, en su momento, como remedio curativo por uno u otro pueblo. Pero sí está, quien esto lea, ante una síntesis divulgativa que pretende satisfacer una curiosidad antropológica menos conocida de lo que se cree. Todo lo que en el libro aparece es el resultado de las indagaciones de los más diversos y cualificados folkloristas, y del contraste que, a través de muy diversos ensayos y manuales, algunos de gran modernidad, han llevado a cabo en su momento prestigiosos médicos.

No son pocos los que confunden "medicina popular" con "medicina natural". Muchos, especialmente en los últimos años, han comenzado a manifestar gran interés por el tema. Y algunos, siguen identificando "medicina popular" con "remedios caseros". A decir verdad, como el errar es de humanos y humana es la medicina en su más amplio concepto, el acierto en este caso no es privativo de nadie. Tan solo una cosa es auténtica: que el éxito de una determinada práctica curativa, esté considerada científica o no, solo sirve al individuo en tanto venga a remediarle una dolencia. O dicho de otro modo: toda medicina, mientras cure, es buena.

Para entender lo que se ha venido dando en llamar "medicina popular", hemos de situarnos en un período indeterminado, pero muy remoto, de la historia. Pero no puede pasarse por alto que el devenir existencial de unas culturas, con respecto de otras, no ha corrido siempre parejo, cronológicamente hablando. Por ejemplo, según los investigadores históricos van confirmando, mientras ya en el imperio egipcio los adelantos en medicina eran sorprendentes y se aplicaban de un modo digamos científico, todo lo que más tarde iba a ser Europa aún había de sacudirse de encima ese período que nosotros conocemos por prehistoria, es decir, una larga época de atraso material y espiritual, si se observa desde un punto de vista comparativo. O lo que es lo mismo, mientras determinados pueblos estaban muy avanzados, otros vivían aún de un modo primitivo, tal y como todavía sucede en nuestros días con determinadas tribus y etnias, mal llamadas salvajes.

Pues bien, si nos ponemos en el lugar de aquellas culturas remotas, nos encontraremos, ante todo, con un entorno geográfico inmaculado, es decir, sin alterar con la introducción de elementos artificiales. Una tierra que los distintos movimientos románticos contemporáneos han querido intuir paradisíaca, pero que más bien debió ser todo lo contrario si analizamos la cuestión con frialdad. En ese ámbito el hombre estaba, por así decirlo, a merced de los elementos. Ante la adversidad, había de improvisar soluciones inspiradas en sus propios y todavía escasos conocimientos, e indagar en otros nuevos si el resultado no le satisfacía. En parte por instinto de conservación, en parte gracias al azar, fue descubriendo una serie de métodos prácticos que, además de ayudarle a sobrevivir, le fueron haciendo más cómoda la existencia. Aprendió a fabricarse utensilios de uso doméstico y armas que le facilitaron la caza y la guerra, descubriendo a la par el modo de transformar en su provecho los elementos que en bruto la tierra le ofrecía —en sus formas animal, vegetal y mineral— y aprendió a crearse una conciencia filosófica para tratar de responderse a la pregunta que desde sus mismos orígenes ha angustiado al *Homo sapiens:* ¿De dónde venimos, a dónde vamos?

A la par que progresaba en sus conocimientos, aquel hombre de la noche de los tiempos, por ser inicialmente nómada e ir desplazándose permanentemente a lo largo de toda su vida, entró en contacto con otros hombres. Ya fuese de un modo pacífico, ya agresivo, invadiendo territorios ajenos o siendo él mismo sometido por extraños, por las buenas o por las malas, lo cierto es que se produjo de manera paulatina un intercambio de conocimientos y prácticas de todo tipo, que vino a enriquecer el acervo cultural de las distintas sociedades.

Como en otros órdenes de la vida, también en el relativo a la salud, o a su ausencia, la enfermedad, junto con los métodos adquiridos a través de la práctica, tendentes a conservar la primera, o a remediar la segunda, jugaron a la vez un papel de gran protagonismo otros de índole anímica, fundamentalmente los mágicos y los religiosos. Podría decirse que estos llenaron el vacío de conocimientos científicos, y de hecho es un parecer que ha circulado durante siglos. Pero afirmar tal cosa es simplificar en extremo la cuestión planteada. Cierto que hay un componente de desconocimiento empírico en el uso de la magia y de la religión a la hora de buscar la curación de los distintos padecimientos físicos a los que puede verse sometido el hombre, y que ese uso se ha venido manifestando desde los más remotos orígenes de la especie humana, pero no es menos cierto que dicho uso ha predispuesto generalmente al enfermo a la curación. Todavía hoy se escuchan por doquier expresiones que vienen a decir que el propio enfermo es su mejor médico.

En efecto, no se puede despreciar en las prácticas curativas, ni siquiera en el más sofisticado hospital de nuestros días, el estado de ánimo del paciente. Este puede venir influido por su formación humanística, por la capacidad de autocontrolar su propia mente, por sentimientos religiosos o por las causas más dispares. En todos los casos, ya sea positiva o negativamente, ello ejercerá un poderoso influjo en su conciencia, logrando, en el primero de estos supuestos, un efecto sedante cuando no efectivamente curativo. Siempre se ha dicho que la fe mueve montañas, y en ello hay una enorme componente de verdad. El hecho de querer curarse no cura en sí mismo, tal vez, pero ayuda en gran medida a la hora de lograr una sanación real.

Mucho de todo esto intuían ya nuestros antepasados cuando, junto con los métodos curativos empíricos, comenzaron a poner en práctica otros de muy distinta índole. Junto al emplasto, el brebaje, el masaje o el entablillado de un hueso fracturado, se aplicó el ensalmo, el poder de la imaginación o la más sencilla de las oraciones. Difícil resultaría hoy intentar resolver si primero se curó con métodos empíricos, o por el contrario fue la magia la que antes jugó el papel principal en la más primitiva de las medicinas para después ir dejando paso, con el correr del tiempo, a las prácticas científicas. Cabe pensar que más probablemente se diese la primera de estas dos posibilidades: que primero se buscase el remedio práctico e inmediato y que después, ante la ineficacia de este, se invocase a los dioses o a las fuerzas de lo desconocido, terrenas o ultraterrenas, para resolver este tipo de problemas. Así, aunque se hubiese descubierto que tal o cual dolor se atajaba de manera rápida con esta o aquella hierba, no se despreciaron los otros remedios, los mágicos y religiosos, quién sabe si como refuerzo de los primeros. Y, que habiendo convivido juntos, con el paso del tiempo los segundos se hubiesen manifestado claramente como de efecto relajador y sedante. Parece que a uno le haga menos daño un dolor de muelas si procura distraerse pensando en otra cosa, aunque de por medio haya puesto el remedio médico oportuno.

En síntesis, digamos que se conoce como medicina popular el conjunto de prácticas empíricas y animistas tendentes a prevenir o remediar la enfermedad, y que en sus orígenes fue la única de las medicinas conocidas por el hombre. Muy posteriormente, en un período relativamente reciente de la historia, e hija del cientifismo, nacería una barrera diferenciadora entre la medicina entendida al modo tradicional, y la impuesta a través de los avances tecnológicos, aunque sin que por ello la base de la segunda dejase de seguir estando fundamentada, en su sentido empírico, en el contenido de la primera. Ha sido en nuestros días cuando se ha pretendido hacer insalvable el abismo abierto entre una y otra medicina, respondiendo generalmente a oscuros intereses, y catalogando a una de racional y ensalzándola, y a la otra como hija de la superstición y la ignorancia y condenándola. Las dos cosas se alejan de la realidad, después de analizarlas objetivamente.

Medicina popular y medicina oficial

La barrera, decimos que artificiosa, entre medicina popular y medicina científica, la marcó la propia clase médica al arrogarse el privilegio de estar en posesión del dominio de la verdad. De ahí a convertirse en medicina oficial solo hubo un paso, hablando siempre desde un punto de vista histórico. Y no solo se convirtió en la medicina oficial de los distintos poderes que se han repartido el mundo, sino que la otra medicina pasó a ser clandestina y proscrita. Sin embargo, y con todos los respetos hacia la medicina aplicada por los médicos, pese a sus logros y virtudes, la diferenciación no ha dejado de ser injusta.

Nos encontramos con una clase médica incuestionada, con derecho a equivocarse, dueña de cuerpos y vidas, juez de la salud, autoerigida en monopolio poderoso y casi divinizada. En cambio existen otras medicinas, las llamadas paralelas, las cuales clavan sus raíces en el campo de lo que se conoce por popular, y que por ser distintas en su fondo, pero sobre todo en su forma, por regla general mucho más humanizada, están al margen de la ley y han debido sobrevivir sujetas a persecuciones y calumnias. Tampoco deben hacer pensar estas líneas que esas medicinas alternativas son la panacea de todas las maravillas, de los aciertos más constantes o los milagros más asombrosos. Aciertos y fracasos se dan en uno y otro terreno, y también farsantes y vividores que se aprovechan del dolor ajeno.

Sucede que, en nuestros días, la medicina oficial ha provocado el hastío e incluso el desencanto, y diversas voces se han dejado sentir para cuestionarla, voces frecuentemente surgidas de sus propias filas. Ha coincidido el fenómeno con el auge de esas medicinas paralelas, hacia las que han ido volviendo sus ojos muchos pacientes a los que los métodos ortodoxos daban pocas esperanzas, sobre todo en dolencias tenidas por irremediables.

Claro está que es preciso hacer diferenciaciones también en este otro campo. Porque a estas alturas tampoco puede llamarse medicina popular a esa ciencia que pretende solucionar los problemas de salud mediante métodos que no se consideran oficiales. Por lo general estamos ante un tipo de medicina en la que raramente aparecen o se emplean métodos agresivos para combatir las enfermedades, como por ejemplo el uso de la cirugía o el abuso de fármacos. Lo que no quiere decir que tales medicinas no sean científicas, ni que quienes las practican no posean títulos académicos que acrediten su capacidad. Es el caso de los médicos naturalistas, o naturistas, de probada solvencia en nuestros días, y hacia los que a pasos acelerados se van volviendo las miradas cada vez con menos dudas. También se vienen dando casos de herboristas de reconocido prestigio internacional. Sucede lo mismo con muchos masajistas, quiromasajistas, fisioterapeutas, acupunturistas, y un largo etcétera de especialidades médicas "diferentes". Mas, también en este caso, el origen de su ciencia, mal tenida por moderna, arranca de la medicina popular.

De esa medicina popular procede, igualmente, la presencia de quirománticos, ensalmadores, milagreros y otras variantes pseudomédicas, que tratan de atajar la enfermedad más a través de procedimientos de tipo animista, que con el uso de métodos empíricos de carácter científico o sobradamente probados. En este apartado suelen colocarse erróneamente a los actuales curanderos, sin duda infravalorados por las culturas urbanas, que suelen menospreciar equivocadamente el alcance de sus auténticos conocimientos. No cabe duda de que entre los llamados curanderos los hay de todas las categorías y calidades, pero no es menos cierto que, en gran medida, estos han tendido, a lo largo de ya muchas décadas, a hacerse acreedores de un título médico oficial, si bien luego, en la práctica de sus funciones médicas, han echado mano de unos conocimientos atávicos, o de su propia experiencia, a la hora de solventar las dolencias de sus pacientes.

El éxito de tales medicinas paralelas, o no oficiales, sean naturales, de carácter curanderil, o con trasfondo religioso o mágico, suele estribar en el calor humano. El paciente en estos casos no es un simple número con una enfermedad de la que nada entiende y de la que incluso el nombre es frecuentemente incapaz de deletrear. De objeto de laboratorio o cobaya humana, suele pasar a ser protagonista principal en el proceso de su curación, si es que esta es posible, o bien para encontrar el necesario alivio a un padecimiento tenido por incurable. Porque esas otras medicinas, como decimos capítulo moderno de la medicina popular, además de curar han intentado humanizar el entorno del enfermo, tratando de mejorar, sobre todo, la calidad de vida dentro del proceso evolutivo de las distintas dolencias, incluso en casos irreversibles o de pacientes terminales.

Algo de todo esto intuían los médicos de pueblo, figura frecuentemente presente en la literatura, con mejor o peor fortuna, pero casi nunca bien comprendida. Eran esos médicos de cabecera rurales, un punto intermedio entre la medicina entendida al modo oficial y la popular, cargada la segunda de supersticiones, extraños ritos y creencias, que por su exotismo han sido tenidos frecuentemente por grotescos. El médico de cabecera jugaba el papel de moderador entre unas prácticas que no por raras han solido ser menos inofensivas en su sentido físico, pero eficacísimas desde el punto de vista de la autosugestión y el espíritu, y los métodos científicos experimentados por la ciencia médica y por él conocidos. No debemos olvidar que la medicina oficial, al igual que las llamadas paralelas, ha obtenido buena parte de sus éxitos observando las prácticas populares, muy especialmente en lo que a farmacopea se refiere. Casi todas las medicinas que conocemos, sin las etiquetas que acreditan su paso por un laboratorio que con las mismas ha experimentado, han sido utilizadas en bruto por la totalidad de las culturas tradicionales, y todavía hoy se sirven de ellas, del mismo modo y con parecidos efectos, numerosos pueblos primitivos.

Curanderos y otras variantes de un mismo oficio

El curandero, o la curandera, ha sido quien, muchos siglos antes de que se impusiera la medicina oficial o científica, antes de que el médico de cabecera llegase a todos los rincones de la geografía rural, se ocupaba, en la medida de sus conocimientos y de sus posibilidades, de buscar curación o alivio a las dolencias de sus vecinos. Lo hizo con mayor o menor acierto, pero su figura arraigó tan profundamente en la sociedad popular, que incluso siguió teniendo gran predicamento cuando médicos de cabecera y especialistas se habían impuesto por completo. Tal es así, que esta profesión, tan sujeta a juicios contradictorios y maltratada, no solo ha sobrevivido hasta nuestros días, sino que goza de gran popularidad en muy diversos estratos sociales. La razón parece estribar en la gran desconfianza que, pese a los avances, la ciencia médica sigue inspirando en amplias capas sociales, no librándose de ello ni incluso los individuos tenidos en un más alto nivel cultural.

Pero hoy día van escaseando los curanderos tradicionales, aquellos que actuaban sobre todo por fe, los autodidactas y los que habían heredado su saber y su "don" de sus antepasados. Empiezan a proliferar, dentro de los distintos campos del curanderismo, como decimos, sanadores que ejercen con la correspondiente titulación médica oficial. Pero no significa esto que antaño cualquiera pudiese ser curandero. Por el contrario, era preciso reunir ciertos requisitos, los cuales entran de lleno en el campo de la superstición y del más puro folklore. Fue creencia común, a la mayoría de pueblos europeos, considerar que un verdadero saludador nacía con una cruz dibujada debajo de la lengua o en el paladar. Además, había de ser un séptimo hijo, sin que entre medio hubiese habido hembra alguna. Igualmente sucedía si la séptima era hija y no había hermanos varones (aunque sobre este particular, quien esto escribe se ha encontrado también con la creencia a la inversa: que nacía curandero, o curandera, el séptimo de los vástagos cuyos hermanos fuesen todos del sexo contrario). Lo que no ha parecido admitir duda, es que, por prejuicios de distinta índole, la gente ha solido preferir a los saludadores masculinos, salvo en el caso de las comadronas. Entre un muy largo etcétera de peculiaridades, se decía también que los saludadores habían llorado, al menos una vez, cuando todavía se encontraban en el vientre de su madre.

Existieron diversos tipos de curanderos, en función de sus especialidades. Aunque casi todos se ocupaban de procurarle curación al prójimo, unos fueron expertos en componer huesos y en tratar dolencias de tipo reumático. Otros eran hábiles en la preparación de pócimas y ungüentos. Otros conocían al dedillo los secretos de las plantas. Muchos utilizaban en sus curaciones procedimientos exclusivamente animistas, como rezos, ensalmos y rituales religiosos que, pese a ser cristianos casi siempre, poseían una raíz marcadamente pagana. Curiosamente, los que al parecer más popularidad alcanzaron fueron aquellos que se ocupaban de curar la rabia. Proliferaban por los pueblos y llegaron incluso a estar contratados por los ayuntamientos. Muy característico en ellos era el método curativo puesto en práctica en sus pacientes, sobre todo animales, pues se decía que eran capaces de retener en la boca nada menos que aceite hirviendo, para después lanzarlo con fuerza sobre el afectado. Fue esta una terapia que dio mucho que hablar, sobre todo cuando se daban verdaderos casos de rabia.

Muchos han sido los que de un modo u otro han arremetido contra saludadores y curanderos, denunciando la desmedida credulidad de que han sido objeto. Especialmente han proliferado las críticas venidas del cuerpo médico oficial, a través de individuos y colectivos. Por nuestra parte, ni quitamos ni ponemos rey, y dejamos que cada cual juzgue por sí mismo.

La cabeza y el cuello

Ya sabemos que una cabeza dolorida hace correr los pensamientos, las ideas y las intenciones como un pollo al que le han cortado el pescuezo. Así que, para mantener siempre en su lugar, sobre los hombros, la cabeza más o menos gorda que cada uno tenga que llevar, síganse estos consejos y se comprobará que, cuando la cabeza bien rige, todo el cuerpo con gusto la sigue.

Contra el dolor de cabeza

Córtese una patata en rodajas y aplíquense estas en la frente y sienes del paciente. Sujétense con un pañuelo atado a la cabeza.

&)(&

Pónganse paños de agua fría, de alcohol o de vinagre en la frente del paciente.

&)(&

Arránquense cuatro pelos al enfermo y colóquese sobre sus raíces un trozo de plomo. Manténgase sujeto con un pañuelo atado a la cabeza.

&)(&

Muy recomendable, también, es beber el zumo de un limón mezclado con el café que cabe en una taza, naturalmente sin azúcar. Es ideal para las jaquecas de las mujeres... y de los hombres.

&)(&

Más sencillo puede resultar beber agua mezclada con poleo, orégano, manzanilla y caña de limón *(Cymbopogon citratus)*. Este remedio es de efecto muy rápido, siempre que el dolor de cabeza no sea excesivo.

&)(&

Échese vinagre en una taza, mójese un paño blanco en el vinagre y póngasele sobre la frente al paciente, hasta que el paño quede seco. Al mismo tiempo, tómese muy lentamente una infusión de manzanilla, no muy caliente. Si los dolores de cabeza se producen muy a menudo, hágase esta operación todos los días y en ayunas. En una semana se notará la mejoría.

୨୦୦୫

Si el dolor es fortísimo, y aunque resulte algo más trabajoso el remedio, póngase al fuego, en una sartén, un
diente de ajo en aceite y partido por la mitad. Sáquese
el diente de ajo cuando se haya enfriado un poco, después de retirar la sartén de la lumbre. Bátase entonces
una clara de huevo aparte y añádasele un puñado de verbenas picadas. Con el aceite tibio, viértase en la sartén
la clara con las verbenas y hágase una tortilla, más jugo-
sa que quemada. Envuélvase la tortilla en un trapo y
aplíquese sobre la frente del paciente hasta que pase el
dolor.

୨୦୦୫

Aunque mucho más trabajoso todavía, método tenido
como infalible contra el dolor de cabeza pertinaz es el
siguiente: cácese una comadreja, quémesela una vez
muerta, métanse sus cenizas calientes en una cataplasma
y póngase esta en la frente del paciente.

Contra la meningitis

Cuézanse en una gran caldera seis perritos recién naci-
dos, beba el enfermo de ese caldo durante varios días y
sanará.

୨୦୦୫

Menos efectivo es colocar sobre la nuca del paciente un
pollo recién sacrificado, aunque hay quienes aseguran
que también da buen resultado.

୨୦୦୫

Ante un ataque agudo de meningitis, dolencia muy peli-
grosa, y no pudiendo acudir el paciente a un hospital,
colóquensele cubitos de hielo en la cabeza, introdúzcan-
sele trocitos pequeños, también de hielo, en la boca, y
frótensele enérgicamente las piernas con polvo de mostaza. Antaño se reforzaba este primer remedio aplicán-
dole sanguijuelas detrás de las orejas.

Contra la congestión cerebral

Acuéstese al paciente con la cabeza alta, apoyada en una almohada de crin o de avena, en un a habitación que no esté ni fría ni caliente, y aplíquensele en la cabeza cubitos de hielo o trapos empapados en agua helada. Además, manténgasele a dieta. Para evitar la posible parálisis que conlleva esta afección, actúese con extrema rapidez.

៛៙

A quien ya ha padecido una congestión cerebral y está en proceso de recuperación, adminístresele aceite de ricino –entre 30 y 60 gramos–, o de sulfato sódico o de sulfato de magnesio –entre 25 y 40 gramos–.

៛៙

Tratamiento para que se recuperase quien había padecido una congestión cerebral, vino siendo el de administrarle friegas en las piernas con polvo de mostaza, y aplicarle sanguijuelas tras las orejas y en el ano.

Contra la sinusitis

Ingiera el afectado, en ayunas, el zumo de dos limones, mezclado con una cucharada de miel.

៛៙

Practíquense inhalaciones de eucalipto, mientras hierve en agua, durante veinte minutos, aspirando por la boca y expirando por la nariz.

៛៙

Fríase un puñado de tallos de verbena, procurando que queden tiernos, y con ellos hágase una tortilla con tres claras de huevo batidas. Colóquese el emplasto resultante sobre un lienzo grueso y blanco, y luego sobre otro más fino, como por ejemplo, de gasa. Seguidamente, aplíquese todo a la parte afectada del paciente, por regla general su frente, y déjese enfriar. Repítase la operación, una vez al día, durante tres días consecutivos.

Contra las llagas y la inflamación de las encías

Cójanse unas nueve o diez cucarachas vivas y fríanse en una sartén con aceite. Después, cuélese el aceite y con él tóquese en la llaga o sobre la encía inflamada del paciente. Repítase la operación hasta que desaparezca el problema.

৪৩৫৪

Cuézase la flor del saúco, y con el agua resultante practíquense gargarismos y enjuagues tres veces al día. Para hacer más efectivo este remedio, lávese la parte de la cara hinchada con la misma agua.

৪৩৫৪

Para acabar con un flemón, tuéstese harina en una sartén, pónganse unas brasas en un plato y sobre las brasas échese un manojo de flores y hojas de saúco, bendecidas en la mañana del día de San Juan. Póngase un paño durante un par de minutos para que los vahos lo humedezcan. Embadúrnese con la harina tostada la parte de la cara en la que esté el flemón, y póngase allí después el paño. Sujétese la cataplasma con un pañuelo anudado a la cabeza del paciente. Repítase esto hasta que desaparezca el flemón.

৪৩৫৪

También se acaba con los flemones untándolos con sangre menstrual de una hurona.

৪৩৫৪

Cuando el flemón duele, acerque el afectado el carrillo hinchado a la cerradura de una puerta y, por el agujero de la misma, desde el otro lado, déle tres soplidos en el carrillo un sietemesino.

৪৩৫৪

También es de muy buen efecto contra flemones e inflamaciones bucales, el siguiente remedio: quémese en una vasija la flor de saúco seca, siéntese el paciente en una banqueta con dicha vasija entre los pies, cúbrase con una manta o sábana la cabeza y reciba el vaho de la flor durante quince minutos. Hágase cuantas veces sea necesario hasta que desaparezca el flemón.

Contra el dolor de muelas

Mastíquese incienso.

∞∞

Aspírense vahos de agua o de leche hirviente.

∞∞

Háganse gargarismos y enjuagues con una infusión de geranios.

∞∞

Hiérvase agua con tres cáscaras de almendras y tres pedacitos de cristal. Háganse gargarismos y enjuagues con el agua, de la que hay que quitar antes, cuidadosamente, los cristales y la cáscara de almendra.

∞∞

Háganse gargarismos y enjuagues con agua de bellotas hervidas. No debe beberse el agua.

∞∞

Mastíquense dos o tres bellotas y déjese la masa reposar después sobre la muela enferma.

∞∞

Tómese un poco de té, un poco de orégano y un vaso de vino. Hiérvase bien y háganse gargarismos y enjuagues.

∞∞

Mastíquese perejil. Es uno de los remedios más eficaces y tradicionales contra el dolor de muelas.

∞∞

Si lo que duelen son los dientes, sumerja el afectado los pies en agua caliente a la que se le haya agregado ceniza y pimienta. Si además se le añade salvado, se consigue un mejor efecto todavía.

∞∞

Quien padezca de las muelas, salte la noche de San Juan sobre las típicas hogueras, procurado que el humo le entre en la boca. Esto aliviará su mal durante todo el año.

❧

Quien tenga problemas en su dentadura, recoja directamente del árbol, cuando sea su tiempo, tres guindas con los dientes.

❧

Masque, en abundancia, castañas pilongas.

❧

Colocar un hacha sobre el lado de la cara donde se localiza el dolor de muelas alivia las molestias que este origina.

❧

Si lo que se tiene es una muela picada, enjuáguese el afectado con orines de buey negro.

❧

Si todo lo anterior falla, colóquese el afectado, en las plantas de los pies, dos hojas de laurel formando una cruz. Es un remedio asturiano.

❧

Para facilitar la dentición infantil, úntese aceite en las encías del pequeño.

❧

Según popular creencia, para mantener la dentadura sana y limpia nada más aconsejable que morder tomate crudo.

Contra las boqueras y otras pupas de los labios

Frótense con una llave antigua, mientras el paciente esté en ayunas.

❧

Aplíquese un ajo partido por la mitad sobre la pupa del labio.

También parece dar buen resultado la manteca de cerdo, el aceite usado, los orines humanos y la cera de los oídos.

Para las calenturas de los labios, recoja el afectado agua de siete fuentes distintas y guárdela en un barril. De cada fuente recogerá tan solo una cucharada y la propietaria de la cuchara deberá llamarse María. Aplíquese esta agua directamente sobre la afección.

Para curar las grietas de los labios, úntense los mismos con sebo de cabrito bien caliente.

Contra la irritación de los ojos

Para aliviar la conjuntivitis, cuézanse varias rosas, añadiendo al agua algo menos de media cucharadita de azúcar. Con el líquido resultante límpiense los ojos con un algodón. Es ideal, igualmente, para limpiar los ojos legañosos.

Según la tradición, es mejor coger las rosas bendecidas el día de San Juan Bautista y cocerlas. Cuando el agua esté ya templada, mójese un algodón y con este límpiese el ojo enfermo. Hágase esta operación nada más levantarse por la mañana.

Aplíquese sobre el ojo enfermo una corteza de pan quemado, untado con miel y vinagre. Es remedio gallego.

Otro remedio tradicional para curar la conjuntivitis manda que se laven los ojos del paciente con la orina de un niño recién nacido. Existe la creencia en zonas galaicoportuguesas, y aún en otras, de que la orina de un bebé va bien para todo tipo de dolencias o enfermedades.

ഓരു

Las rosas silvestres limpian el ojo enfermo y lo protegen de nuevas infecciones. Por eso, pónganse al sereno con agua y lávense los ojos con ella por la mañana.

ഓരു

Cuézanse hojas de zarza, que se dejarán enfriar durante la noche. Por la mañana, mójese en ella un algodón y límpiese con él los ojos.

ഓരു

Mójese un algodón en leche de cabra y frótese suavemente con él los ojos.

ഓരു

Mucho mejor todavía, mójese el algodón con la leche de una mujer que esté amamantando a un niño, y los ojos y la vista sanarán como por arte de magia.

ഓരു

Límpiense los ojos con manzanilla cocida; es remedio, por cierto, muy socorrido contra la conjuntivitis cuando no se tienen a mano algunos de los otros productos, cosa muy frecuente, por ejemplo, en la ciudad.

ഓരു

Dicen en Álava que si se tienen mal los ojos, lo mejor para curarlos es tocarlos con los codos y no con las manos.

ഓരു

Si se quiere sacar alguna porquería o mota que haya entrado en la parte interna del párpado, empléense plumas finas de ave. Luego lávese el ojo con agua tibia.

Contra las cataratas

Algunos gallegos, según la tradición, han creído que se curan con cataplasmas de ceniza de comadreja.

Contra el orzuelo

Un procedimiento con frio consiste en colocar sobre el orzuelo alguna de estas tres cosas: una llave metálica de las antiguas; el anillo de una mujer casada o viuda, aplicándolo nueve veces seguidas, o la savia de una rama de vid recogida en un vaso.

৪০৫৪

Un procedimiento con calor, en cambio, es el de aplicarle un huevo de gallina recién puesto, o leche materna directamente proyectada del pezón al ojo, o colocarse sobre el mal la media o calcetín que el paciente se haya quitado al irse a acostar, la cual, o el cual, ha de mantenerse contra el orzuelo durante toda la noche.

৪০৫৪

Bañe la lesión con infusión de hojas de zarzamora.

৪০৫৪

Lávese el orzuelo con el agua donde haya estado sumergida cierto tiempo una moneda de oro.

৪০৫৪

Despachúrrese sobre el granito un huevo de galápago.

৪০৫৪

Mójese la lesión con orines de melliza virgen. Este remedio, aunque al parecer se tuvo por muy eficaz, no era fácil de poner en práctica debido a la sospecha que podía caer sobre la melliza en caso de que no surtiera efecto.

৪০৫৪

Más sencillo es sin duda colocar una mosca sobre el orzuelo, remedio muy conocido en tierras murcianas.

৪০৫৪

Tampoco es difícil como remedio para esta afección, pasar sobre ella la cola de un gato negro o, aún mejor, si se frota nueve veces con la misma coincidiendo con la luna nueva.

Contra el dolor de oído

Mójese el agujero de la oreja con leche de mujer. Si se exprime directamente el pezón, de manera que la leche inunde dicho agujero, dicen que no hay remedio mejor contra cualquier clase de dolor de oído. Algunos catalanes han ido más lejos y han considerado que el remedio resulta más eficaz si el paciente es un hombre y la leche se la ofrece una mujer que está amamantando a una niña. Y al revés, si se trata de una paciente, la lactante habrá de ser madre de un niño.

සැ

Si no se tiene a mano leche humana, úsese aceite de oliva tibio.

සැ

También es efectivo el aceite de almendra amarga.

සැ

Así como zumo de oroval *(Withania aristata)*, según remedio canario.

සැ

Tras poner en el oído enfermo dos gotitas de cada una de estas sustancias citadas, aplíquense paños con calor seco.

සැ

Un remedio navarro recomienda freír un poco de perejil en una sartén, con aceite de oliva, y luego aplicar dicho aceite al pabellón auditivo que tenga problemas.

සැ

Si lo que se quiere es evitar el molesto zumbido que a veces se produce en los oídos tras un baño, nada mejor que colocarse una piedrecita en los mismos.

සැ

Para evitar la sordera, siempre que no sea muy acusada, póngase al rojo vivo una piedra y échese en un recipiente lleno de leche. Apliquese directamente a la oreja enferma el vapor resultante.

Contra el enfriamiento de oído

Si se produce enfriamiento de oído, por culpa de un mal aire, colóquese en la oreja un cucurucho de papel y préndasele fuego, procurando que el humo se introduzca en el pabellón auditivo, pero sin que el paciente se queme.

Contra los males de nariz

Para combatir la sinusitis y el taponamiento nasal, límpiense en agua tres puñados de verbenas bien picadas y déjense a secar. Fríanse después las hierbas en aceite, sin que lleguen a quemarse, y échenseles tres claras de huevo batidas. Mézclese todo hasta hacer con ello una tortilla y deposítese en una cataplasma de lienzo blanco, sobre la que ha de ponerse una gasa. Aplíquese lo más caliente que pueda aguantar sobre la nariz y la frente, y átese con una venda hasta que se enfríe. Repitiendo la operación tres veces al día, tanto la sinusitis como el taponamiento nasal desaparecerán muy pronto.

&ppp&

Puede elaborarse otra cataplasma con los mismos ingredientes, pero añadiéndole un diente de ajo picado. Va muy bien, además de para la sinusitis y el taponamiento nasal, para la rinitis o inflamación de las mucosas nasales.

Para cortar la hemorragia nasal

Frótese la nuca del paciente con infusión de cola de caballo y tapónese la nariz con la misma planta.

&ppp&

Aplíquense tapones de vinagre en los agujeros de la nariz.

&ppp&

Eche el paciente la cabeza hacia atrás, mientras levanta el brazo contrario al del orificio sangrante, y taponando el otro con la mano que le queda libre. En algunos lugares dicen que aún es más efectivo si el paciente, con el brazo correspondiente al orificio que sangra, se agarra la oreja del lado contrario.

ଛୈଓଷ

De igual efecto es aplicar una llave antigua de hierro en la nuca del paciente, así como mojarle esta con agua fría, pero, eso sí, sin advertírselo primero, para que le coja de sopetón.

Para acabar con la caspa

Cómanse un ajo y una cebolla crudos cada día, hasta que desaparezca la caspa. Además, con este remedio el pelo se verá muy fortalecido.

ଛୈଓଷ

Recójanse excrementos recién puestos de gorriones y de palomas, échense en agua hirviendo con un diente de ajo partido, y una vez tibio lávese la cabeza con el líquido resultante. Enjuáguese bien la cabeza después y póngase en el pelo limpio Agua del Carmen.

ଛୈଓଷ

Otro remedio muy parecido es el consistente en recoger, igualmente, excrementos de gorriones y de palomas y echarlos en agua hirviendo con un diente de ajo partido, pero añadiéndole una copita de anís dulce. Lávese después la cabeza con ello, déjese reposar unos minutos sobre el cuero cabelludo y procédase luego al aclarado del pelo. Seguidamente, póngase en el pelo Agua del Carmen.

ଛୈଓଷ

Colóquese el afectado una corona de rosas y llévela durante unos días sobre la cabeza. Déjela secar después sobre la chimenea de su casa.

ଛୈଓଷ

Escójanse siete rosas de una misma rama de un rosal. Cuézanse con ceniza en leche, sin jabón. Póngase sobre la cabeza con un trapo.

ଛୈଓଷ

Cúbrase la cabeza del casposo con un gorro hecho de hojas de viña. Sujétese con un pañuelo, anudado por sus cuatro extremos.

Para prevenir la caída del cabello

Mójese el cuero cabelludo con cocimiento de culantrillo de pozo y fricciónese. También es recomendable para evitar la formación de caspa.

෨෧

Lávese y aclárese la cabeza con agua de romero. De este modo se evitan también las canas.

෨෧

Cójase un poco de agua, un pedazo de carne de vaca, bastante romero y lajas de tea. Déjese pudrir la mezcla resultante y pásese la misma por la cabeza.

෨෧

También previene la calvicie lavarse el pelo con agua de boj caliente.

Contra las paperas

Aplíquesele aceite templado en el cuello al paciente y enróllesele un trapo alrededor del mismo.

෨෧

Pásese por la garganta afectada de paperas del paciente, dos veces, la mano de un difunto que aún no haya sido enterrado y, al tapar el ataúd, el mal se irá con el muerto al otro mundo. Este método curativo, no por insólito menos conocido, pertenece a la tradición británica.

Contra el dolor de garganta en general

Empléese el eucalipto de cualquiera de estas tres maneras: inhalando el vaho que desprenden sus hojas al hervir en un recipiente, sobre el que se coloca la cabeza del paciente, cubierta por una simple toalla extendida; dejando que los vahos se expandan por la habitación; o chupando caramelos que contengan esencia de eucalipto..

෨෧

Háganse gargarismos con infusión de hojas de zarza.

≈≈

El mismo efecto se consigue aplicando al cuello, durante toda la noche, la media o calcetín de la pierna izquierda del propio paciente. Este procedimiento es idóneo, asimismo, contra la ronquera.

Contra las anginas

Especialmente cuando el paciente es un niño, hágasele tomar vahos de flor seca de saúco, puesta sobre unas brasas, mientras mantiene la cabeza cubierta con una toalla. Después, póngasele en torno al cuello, a modo de bufanda, la toalla o el lienzo usado, que habrá de llevar hasta que desaparezcan el dolor y la inflamación.

≈≈

Contra las anginas de niños y adultos, practíquense gargarismos con infusión de malva.

≈≈

Uno de los remedios más comunes sigue siendo ingerir zumo de limón.

≈≈

Enjuáguese la boca, o haga gárgaras el paciente, con agua mezclada con sal y vinagre.

≈≈

Aplíquese en el cuello del paciente, durante toda la noche, la media o calcetín de su pierna izquierda, rellena de salvado asado.

≈≈

Aplíquese al cuello del paciente una bolsa de tela llena de salvado caliente de trigo, o de ceniza caliente.

≈≈

Aplíquese un emplasto preparado a partir de cocer en aceite un nido de golondrinas.

≈≈

Bébanse cuatro tazas de agua de ortigas. Después háganse gárgaras con agua de malvavisco, miel y vinagre.

so∞

Cómase una piel de culebra, muy desmenuzada, la cual debe mezclarse con salvado. Aunque pueda parecer un remedio muy raro, resulta muy eficaz.

so∞

Siente el curandero al enfermo en una silla y sitúese frente a él. Frótele durante uno o dos minutos con aceite, la cara interna del antebrazo, haciendo cruces sobre la misma. Colóquese después detrás del paciente, crúcele los brazos sobre el pecho y agárrele las manos para que sobresalgan de la espalda. De este modo, y mientras permanece el paciente abrazándose a sí mismo, fracciónele ligeramente las manos, de modo que se intensifique el autoabrazo.

so∞

Antiguamente, en Escocia estaban convencidos de que el mejor remedio contra las anginas era que el paciente se atase alrededor del cuello la soga con la que hubieran ahorcado a una persona.

Contra los espasmos de laringe o de tráquea

Ingiéranse tres tacitas diarias, fuera de las comidas, de barba cabruna o salsifí *(Tragopogon porrifolius)* pulverizada.

so∞

Contra la laringitis y la faringitis, háganse gargarismos con cocimiento de raíces de rapónchigo *(Campanula rapunculus)*.

Contra la afonía y la ronquera

Ingiéranse tres tacitas diarias, fuera de las comidas, de cocimiento de culantrillo de pozo.

so∞

O dos de cocimiento de sisimbrio o jaramago *(Sinapis arvensis)*.

ഇൗരു

Tómese el caldo caliente en el que se hayan hervido dos cebollas. Esto evita los desagradables ronquidos nocturnos.

ഇൗരു

Másquese regaliz puro.

ഇൗരു

Igualmente, que quien ronque se enjuague la boca y garganta con sal antes de irse a dormir.

ഇൗരു

Para evitar roncar, cójase una cabeza de ajos entera, quítese solamente la cáscara del exterior y hiérvase lentamente en un litro de leche, hasta que quede la mitad. Tómese antes de acostarse.

ഇൗരു

También se evita la ronquera colocándose quien la sufre, alrededor del cuello, una media llena de serrín o de salvado muy caliente.

El pecho

Del pecho para abajo, todo puede irse al carajo, podríamos decir si no observáramos unos remedios y prevenciones, que aquí se exponen, para mejor cuidar, y hasta curar, ciertas dolencias que, descuidadas, pueden llevar al hombre a la tumba. Y es que, del hombre, ningún mejor espejo que su pecho.

Contra cualquier problema respiratorio

Provóquense vahos de cocimiento de eucalipto en la alcoba del enfermo.

༄༅

Colóquese un pino dentro de la habitación del enfermo, lo más cerca posible de la cama.

༄༅

Hágasele beber al paciente el agua en la que haya abrevado un caballo negro.

Contra la tos y el catarro

Para quitar la tos que acompaña al catarro, y aliviar de paso los síntomas de este hasta hacerlo desaparecer, tómense tres infusiones de malvavisco, por la mañana, por la tarde y por noche, siempre fuera de las comidas. También es muy recomendable macerar el malvavisco en leche e ingerirlo después en la misma cantidad.

༄༅

Igual de eficaz es la hoja de la cardencha, tomada en infusión tres veces al día, cuando aún está caliente. Sin embargo, aquí no es recomendable macerar las hojas en leche.

༄༅

Pero ya que hablamos de leche, póngase a cocer en ella una buena cantidad de borraja y bébase tres veces al día la cocción resultante. Este remedio ayuda, además, a ampliar en gran medida la capacidad respiratoria de cualquier persona, sana o enferma.

༄༅

Si la tos está muy agarrada al pecho, prepárense infusiones de cascarilla –corteza del árbol de la quina–, para tomar en la misma cantidad que las anteriores, pero tampoco en este caso se recomienda el uso de la leche. Es remedio sudamericano.

೫)ର

También en caso de que la tos esté muy agarrada al pecho, es decir, sea seca y sin esputos, resulta más que recomendable el vino caliente con miel y el agua azucarada de cebada.

೫)ର

Más cocimientos en vino tinto: con orégano, malvavisco, cebada, hojas de nogal y tusilago *(Tussilago farfara)*, conocido en algunas zonas del norte de España como uña de caballo.

೫)ର

Da muy buen resultado, igualmente, hacer vahos con los cocimientos de orégano en leche, o vahos de eucalipto cocido en agua.

೫)ର

En todos los casos resultará muy útil poner sobre el pecho emplastos calientes de linaza.

೫)ର

Pónganse también, sobre el pecho de la persona acatarrada, bolsas de salvado caliente.

೫)ର

Tomar leche caliente de burra ayuda a expulsar las flemas.

೫)ର

Contra el resfriado, mézclese, en un vaso de agua, una cucharada de miel y un limón exprimido. Hiérvase y tómeselo el paciente lo más caliente posible. Después, métase en la cama y abríguese bien.

೫)ର

Colóquese un fogoncito en la habitación de quien presenta congestión por causa de un resfriado, y hágase hervir en agua, durante toda la noche, tomillo, romero, laurel y eucalipto. Preciso es que haya mucho calor y humedad en la estancia, aunque se despegue el papel de las paredes, en caso de que lo hubiere.

※

Contra la tos y el catarro tómese también el llamado "jarabe de caracoles", cuya preparación es como sigue: consíganse dos docenas de caracoles y seis hojas de eucalipto, y pónganse en un recipiente que contenga la misma cantidad de agua que de azúcar. Cuézase y fíltrese a través de un trapo. El jarabe, que estará listo para su uso, se guardará en una botella.

※

Otro método consiste en colocar un poco de alcohol en un plato y prenderle fuego. Mientras arde, arrójese una compresa de algodón. Tápese de inmediato el plato con otro para que se apague el fuego. Tómese la compresa, todavía caliente, y con ella frótese el cuello o el pecho del paciente, según convenga.

※

Se ha solido creer que va muy bien quemar en la vivienda de alguien que está constipado, hojas secas de laurel dentro de una sartén.

※

También ha ido muy bien contra la tos, según la tradición popular, beber la leche en la que se haya cocido flor de borraja. Pero para que el remedio surta el efecto apetecido, dicha borraja ha de ser cultivada con azada de oro, y su flor ha de ser recogida y secada a la sombra.

Contra la bronquitis

Tómense cocimientos de ajos en vino, manteca y azúcar.

※

O infusiones de hiedra terrestre.

 භාගෲ

Si la bronquitis se hace aguda, tómense tisanas de rábano o de fresa.

 භාගෲ

Bébanse cocimientos de tomillo con miel y limón, antes
de irse a dormir.

භාගෲ

Para prevenir el catarro, y con él la bronquitis, tómese a
diario, en ayunas, el zumo de un limón sin añadirle ni
agua ni azúcar. Luego ingiéranse ajos y cebollas en gran
cantidad, acompañando a las comidas. Para combatir el
mal aliento posterior, mastíquese perejil, que, además,
previene contra la caries dental.

Contra la gripe y los constipados fuertes

Ingiéranse flores de borraja en infusión. No despreciar,
sin embargo, la combinación de leche, miel y coñac,
con o sin la aspirina común.

භාගෲ

Si la gripe es muy fuerte, tómese tres veces al día, antes
de cada comida, el zumo de tres limones, sin agua ni
azúcar.

භාගෲ

El vino tinto caliente con miel y canela ayuda a levantar
el ánimo y el agotamiento que provoca la gripe. Tómese
después de comer y de cenar, como un postre muy agradable.

භාගෲ

Mientras dure la gripe, ingiéranse abundantes ensaladas
de lechuga, tomate y zanahoria, a las que se les añadirán
gajos de naranja y dos limones troceados. Evítese la sal,
el vinagre y el aceite, que se sustituirán por miel.

භාගෲ

Valen igualmente los remedios recomendados para la
tos y el catarro.

Para combatir la pulmonía

Para evitarla, tápense cuello y pecho de manera que estén a salvo de los frios de la noche.

കൈ

Una vez la pulmonía ha hecho presa en alguien, tómese al menos tres veces al día agua cocida de grama. Ayuda a que circule la sangre y se evita la congestión pulmonar.

കൈ

Azótese la espalda del paciente con un ramillete de ortigas, varias veces al día y durante un espacio de tiempo de unos cinco minutos cada vez. O fricciónense enérgicamente, igualmente con ortigas, las piernas y la espalda del paciente.

കൈ

Cuando la fiebre que acompaña a la pulmonía sea muy alta, póngase sobre el pecho del enfermo un emplasto hecho con ajo y simiente de berza.

കൈ

Da muy buen resultado tomar cocimientos de los tubérculos del tortero, siempre tres veces al día.

കൈ

La menta de lobo *(Lycopus aeropaeus)* en emplastos, aplicada sobre el pecho, resulta igualmente eficaz tanto en caso de pulmonía como en caso de pleuresía.

കൈ

En cuanto a las friegas, son buenas contra la pulmonía aquellas que se hagan frotando fuertemente la espalda del paciente con un calcetín grueso de lana, o cualquier otra prenda de lana después de haberlas mojado con alcohol.

കൈ

Lo mismo ha de hacerse con los brazos y las piernas, a fin de activar la circulación y evitar las congestiones pulmonares.

കൈ

Colóquese sobre el pecho del enfermo, por espacio de doce horas, la cría de algún animalito abierto en canal. De no observarse mejoría, repítase la operación con otro animalito. Las crías más convenientes son las de perro, gato o conejo, de unos seis meses. El método puede emplearse también en caso de tuberculosis pulmonar.

ଛୀୠ

Valen igualmente todos los remedios recomendados para la gripe y el catarro, que deberán combinarse con los expuestos anteriormente.

Para combatir la neumonía

Si quien la padece es un hombre, ingiera la orina de una niña de siete años; pero si la enferma es una mujer, que beba la orina de un niño de esa misma edad.

Contra la tos ferina

Para evitar las convulsiones de la tos ferina tómense infusiones de hinojo, al menos tres veces al día. Lo mismo con el malvavisco. Son remedios especialmente recomendados para los niños, sin olvidar la infusión de hojas de fresa, aún más específica para ellos.

ଛୀୠ

Pónganse en un pasador caracoles cubiertos con una capa ligera de azúcar. Debajo del pasador póngase una vasija que vaya recogiendo el zumo que destilen, zumo que se ha de dar a beber al enfermo, a cucharadas, tres veces al día.

ଛୀୠ

Pélense varias cabezas de rábano y pónganse al sereno con azúcar. Désele a tomar al paciente el jugo resultante.

ଛୀୠ

Colóquese una cebolla cruda en la mesilla de noche o bajo la almohada del paciente

ଛୀୠ

Ingiera el paciente un ratón asado.

೫ා

Si la enfermedad se complica, un remedio tradicional ha sido trasladar al paciente a otro lugar, lejos de donde estaba.

೫ා

Otro remedio tradicional, ya descartado, era el siguiente: se administraba al paciente el primer día del tratamiento un terrón de azúcar con una gota de gasolina de avión. Otro terrón con dos gotas el segundo, y así sucesivamente hasta que el decimoquinto día eran quince las gotas con que se mojaba el terrón. Así quedaba concluido el tratamiento.

Contra el asma

Se han obtenido los mejores resultados con enfermos de asma poniéndoles sobre el pecho, al menos tres veces al día, como deben administrarse todos los remedios, hojas de col calentadas sobre el fuego de la cocina, sin que lleguen a quemarse.

೫ා

Muy buena resulta el agua de hojas cocidas de hiedra, que deberá mezclarse con un poco de jugo de saúco. En este caso basta con dos cucharadas soperas al día.

೫ා

También las infusiones de flores de azahar, o de tomillo, o de romero, tomadas a discreción, siempre tibias.

೫ා

Pónganse sobre el pecho del enfermo emplastos preparados con verbena caliente, hasta que cese el ataque de asma.

೫ා

Igualmente, sobre el pecho del paciente, aplíquense cataplasmas de mostaza.

೫ා

Colóquense sobre el pecho del paciente dos paños, que necesariamente han de ser rojos, y entre ambos aplíquese un emplasto de castañas de Indias.

৪১৫৪

Échese una copita de aguardiente, un poco de azúcar, y una pulgarada de menta y borraja en un cazo. Póngase a calentar y tómese después la cocción que resulte. Además de ser un remedio excelente contra el asma, también es bueno contra las diarreas.

৪১৫৪

Suéltese el cuello, pecho y muñecas del enfermo con un suave masaje. Frótensele después dichas partes con un trozo de lienzo. Restriéguensele fuertemente, primero con agua fría y de inmediato con agua caliente. Haga que el enfermo se meta a continuación en la cama y désele a beber una taza de agua de malvas cocidas. A la mañana siguiente se mostrará muy recuperado.

৪১৫৪

Si el ataque de asma resulta especialmente intenso, cuézase en un cuartillo de leche una cebolla de tamaño regular, hasta que se evapore la mitad del líquido. Bébase después el resto, e incluso cómase el paciente la cebolla. La mejoría no tarda más de diez minutos en llegar.

৪১৫৪

Siempre que se pueda, tómense baños de mar y respírese el aire de las montañas, muy despacio.

৪১৫৪

Un remedio canario contra el asma consistía en tostar huesos de mochuelo, machacarlos, hervirlos y tomar el caldo resultante.

৪১৫৪

También es canario el remedio consistente en hervir un perrillo de pocos días e ingerir el caldo resultante. Dicen que hace pocos años así se curó un niño.

෪ඏ

Otros, sin embargo, prefieren tomar durante tres días por lo menos, el caldo donde se ha cocido un gato negro.

෪ඏ

Dicen también que quien come zanahorias en abundancia, no padece jamás de asma.

Contra la tuberculosis

Nada mejor contra la tuberculosis, incluso cuando se haya declarado la enfermedad en su estado más avanzado, que ingerir hierba de diente de león cruda, a discreción y preferiblemente en grandes cantidades. Sobre todo, la hierba de diente de león o amargón que se parece a una estrella de mar *(Taraxacum officinale)*.

෪ඏ

También se recomienda el zumo de jaramagos, un remedio contra la enfermedad muy extendido en zonas tropicales, aunque solo en la cantidad de un vaso por día.

෪ඏ

No se tomen grasas animales ni carne; solo frutas, cereales y verduras.

෪ඏ

Hágase una abundante ingestión de zumo de limón crudo.

෪ඏ

Cómanse muchas habas sazonadas, pero tiernas, con aceite de oliva.

෪ඏ

Hágase un cocimiento de salvia, celidonia y verbena, endúlcese con miel y tómese en ayunas.

෪ඏ

Tómense infusiones de acedera *(Rumex crispus)*.

෪ඏ

Ingiérase corteza verde del fruto del nogal, macerada con vino de consagrar.

৪৩৫

Macérense dos huevos de gallina con su cáscara, en abundante zumo de limón, y tómese todo ello después.

৪৩৫

Ingiérase en ayunas la orina recién expulsada por un niño de un año, remedio muy conocido desde antiguo por todos los pueblos indoeuropeos.

৪৩৫

Remedio ya en desuso contra la tuberculosis, consistió en preparar el siguiente emplasto: fríanse hojitas de verbena y pásense por un paño de seda o similar. Colóquese el paño, con las hojas dentro, sobre el pecho del enfermo y añádasele encima una yema de huevo. Cúbrase todo con una gasa o venda. Hágase esto antes de acostarse y manténgase toda la noche. Repítase la operación varias noches seguidas, y se observará que una mañana aparecerá el paño manchado de sangre y pus. Continúese con el tratamiento hasta que desaparezca todo el mal.

La circulación

El cuerpo es como un coche y hasta como un tren, de potente y hermoso, si se lo cura cuando es menester hacerlo y si se previenen esos tapones circulatorios que no dejan que la sangre corra por las venas con todo su oxígeno y con todo su alimento del cuerpo. Ya se sabe: la sangre, que ande. Y pensad que tenéis por corazón un bombón.

Para la tensión artrial

A fin de que la tensión sea normal y ni suba ni baje, tómense frecuentes infusiones de las raíces y de las hojas de aladierna *(Rhamnus alaternus)*, que ayudan a que sea más fluida la circulación sanguínea.

∞∞

Tómense también infusiones de ramas, troncos y raíces de endrinas, que ayudan a nivelar la tensión alta.

∞∞

Hiérvanse ramas de olivo silvestre, déjese macerar el producto resultante y tómese cada mañana una cucharadita del mismo.

∞∞

Igualmente da muy buen resultado la infusión de carrasquilla o guillomo *(Amelanchier canadensis)*, así como la infusión de centaurea menor *(Centaurium erythraea)*.

∞∞

Ya no se recomienda hacer sangrías en los brazos de los enfermos de hipertensión, como en otros tiempos.

∞∞

Un hipotensor excelente, y que además es un tónico maravilloso para el corazón, lo tenemos en las ortigas, que ingeridas en cocimiento dan muy buenos resultados para nivelar la tensión arterial.

∞∞

Igualmente corrige la tensión alta o baja la infusión de espino albar o blanco, también llamado espino majuelo *(Crataegus monogyna)*. En general es excelente como tónico cardíaco.

ನಿಂಡಿ

Se recomiendan especialmente las tisanas de muérdago.

ನಿಂಡಿ

Y aunque parezca raro, ingiérase durante tres días, cada mañana y en ayunas, un vaso de agua con hollín de chimenea. Solo si se padece de tensión alta.

ನಿಂಡಿ

Un método excelente para regular la circulación de la sangre y nivelar la presión arterial, consiste en tomar tres infusiones de celidonia o hierba golondrinera *(Chelidonium majus)* al día.

ನಿಂಡಿ

Para lo mismo, pónganse cinco hojitas de nogal en un cuartillo de agua, y cuézase después todo hasta que no quede más que la mitad. Tómese en ayunas.

ನಿಂಡಿ

Tómense también infusiones de raíz de grama.

ನಿಂಡಿ

Báñense los pies y las manos en una infusión de malva, romero y llantén mayor.

ನಿಂಡಿ

Para bajar la tensión cuando esté alta, métanse las manos y las muñecas en agua fría.

ನಿಂಡಿ

Contra la tensión baja un método excelente es también el de comer espinacas o achicoria en abundancia.

ನಿಂಡಿ

Remedio ya en desuso fue el de tomar infusiones de celidonia menor. Pero había de hacerse con precaución, ya que esta planta contiene sustancias tóxicas.

ನಿಂಡಿ

Cómase bazo de cerdo crudo, aunque resulte repugnante. Favorece la circulación de la sangre.

ನಿಂಡಿ

Para mantener la tensión normal, tómense baños de mar un número impar de veces, por ejemplo, cinco, siete, nueve...

Para aliviar los padecimientos del corazón

A quienes padecen del corazón, cualquiera que sea su enfermedad, les conviene comer hígado de merluza frito y tomar infusiones de romero.

༄༅

Un buen remedio para todos los males del corazón: cuézanse en agua unas ramas de endrino o espino negro *(Prunus spinosa)*. Tómese el agua resultante de la cocción en una taza, siempre en ayunas, durante al menos una semana.

༄༅

Cuézase en agua una astilla de carrasquilla *(Amelanchier canadensis)*, y tómese después el agua en una taza, por la mañana y en ayunas, durante no más de cuatro días.

༄༅

Ingiérase mucho ajo en las comidas, o tómese crudo a cualquier hora.

༄༅

Bébase una infusión hecha con hoja de naranjo, azahar, ruda y acebuche –olivo silvestre–, tres veces al día.

༄༅

Para las palpitaciones nerviosas, ingiéranse infusiones de ruda, toronjil –sándara o toronjil sidrado– *(Melissa officinalis)*, vidriera o jume *(Suaeda divaricata)*, hierba clin *(Ajuga iva)*, y hojas de naranjo y de azahar.

༄༅

Quien padezca palpitaciones cardíacas sentirá alivio con tan solo meterse en la boca una llave metálica.

༄༅

Contra la taquicardia, tómense infusiones de flores de enebro.

⊰⊱

Contra las cardiopatías en general, ordene el curandero que maten dos gallinas. A una arránquele el corazón, atraviéselo con alfileres y entiérrelo. Cuando se pudra sanará el enfermo. La otra gallina llévesela consigo.

Contra la anemia

Introdúzcanse unas pocas hierbas de ajenjo en medio vaso de vino, déjese macerar toda la noche y tómese por la mañana el líquido resultante en ayunas.

⊰⊱

Bébase toda la cantidad de agua ferruginosa que se pueda.

⊰⊱

En el caso de los niños anémicos, déseles a beber leche de burra sin hervir.

⊰⊱

Muy buen remedio es un preparado a base de yema de huevo con su cáscara pulverizada, azúcar y zumo de limón crudo. La mezcla debe dejarse toda la noche al sereno, y tomarse en ayunas a la mañana siguiente.

⊰⊱

Háganse cocimientos de corteza de roble y tómese el líquido que resulte, cuantas veces se desee.

⊰⊱

O tómense cocimientos de corteza rallada de la raíz de la alcaparra.

⊰⊱

Frótese la espalda del anémico con una mezcla de huevos y vino de Jerez.

⊰⊱

Para prevenir la anemia, cómase abundantemente y alimentos fuertes, estando presente el perejil siempre en el plato.

ଛୀଓଷ

En Castilla decían que lo mejor para evitar tener anemia era beber sangre fresca de toro, y mejor aún si el toro era de lidia.

Contra el raquitismo o reblandecimiento de los huesos

Ingiérase jugo de cardamina, también llamada berro pratense *(Cardamine pratensis)*.

ଛୀଓଷ

Cómanse cachorros de perro guisados, en abundancia.

Contra la diabetes, el colesterol y el ácido úrico

Recójanse flores de argoma y déjense secar en sitio aireado, a la sombra. Tómense en infusión cuando convenga.

ଛୀଓଷ

Tómese el líquido resultante de los cocimientos de hojas de nogal o de las alcachofas. El segundo de estos remedios es ideal para la diabetes.

ଛୀଓଷ

Recójanse flores de árgoma, déjense secar a la sombra en un lugar aireado, e ingiérase después una infusión hecha con ellas.

ଛୀଓଷ

Añádanse 100 gramos de perejil a un litro de vino blanco y, dentro de una botella, déjese reposar por espacio de doce días. Pasado ese tiempo, tómese una copita de dicho vino antes de las comidas. Es excelente remedio, asimismo, para bajar el colesterol y el ácido úrico.

ଛୀଓଷ

Combate la diabetes ingerir perejil en ayunas.

ଛୀଓଷ

También es bueno para acabar con la diabetes tomar el jugo de la becabunga *(Veronica beccabunga)*.

ജༀ

Igualmente, contra la diabetes, tómese el paciente la hiel de un pollo. Como es en extremo amarga, ayúdese con un sorbo de agua.

ജༀ

Tómense cocimientos de hojas y corteza de nogal, pero fuera de las comidas.

ജༀ

Bébanse infusiones de la centaurea o hiel de la tierra.

ജༀ

Para saber si una persona tenía diabetes, antaño en Canarias se le hacía beber agua hervida de yerba clin sin azúcar. Si la encontraba dulce, tenía diabetes; si la encontraba amarga, no.

ജༀ

En general, contra el colesterol, tradicionalmente se ha recomendado la ingestión de perejil en abundancia.

ജༀ

Si no se quiere tener exceso de colesterol, cómanse cada día cuatro o cinco nueces.

ജༀ

También ayuda a controlar el colesterol, la ingestión de naranjas o su zumo natural cuanto se desee.

Para combatir la gota

Tómense dos tacitas diarias del cocimiento del alquequejenje *(Physalis alkekengi)*, entre comidas.

ജༀ

O dos tacitas, una por la mañana y otra por la noche, de cocimiento de caña.

ജༀ

Camine el afectado, descalzo, sobre las hierbas mojadas por el rocío del amanecer. Tanto mejor si lo hace la mañana de San Juan.

෫ා○ෙ

Tómense infusiones de semillas y hojas de tomate, o bébase mucho zumo del mismo.

෫ා○ෙ

Ingiéranse cocimientos de manzanas reinetas, azúcar y miel.

෫ා○ෙ

Tómense infusiones de tila y menta.

෫ා○ෙ

Buenas son también las infusiones de hojas de fresno. Se recomienda ingerirlas antes de dormir.

Para combatir la artritis

Si es crónica, tómense hojas de fresno en infusión, mezcladas con zumo de limón y una cucharadita de miel.

෫ා○ෙ

Ingiéranse cocimientos de corteza de manzano silvestre.

෫ා○ෙ

Frótense al paciente las zonas afectadas con matas de ortiga.

෫ා○ෙ

Introduzca el paciente, uno a uno, los dedos artríticos dentro de un huevo fresco, al que se le haya hecho un orificio en su parte superior, y manténgalos dentro hasta que se haya calentado bien.

Contra la flebitis

Ingiéranse dos tacitas diarias de infusión de castaño de Indias, ya que esta planta tiene propiedades vasoconstrictoras.

Para la sangre en general

La zanahoria en cocción –la llamada agua de zanahoria– es uno de los mejores remedios que se conocen para mantener limpia y fresca la sangre.

ဆာၺ

Hágase una ingestión abundante de hojas de lechuga, que contienen un oxígeno precioso para hacer más fluido el riego sanguíneo.

ဆာၺ

Tómense duchas frías y calientes, alternando unas y otras.

ဆာၺ

Para combatir las impurezas de la sangre, tómense infusiones en las que haya hervido romero, tomillo y manzanilla, repartidos a partes iguales.

ဆာၺ

También depuran la sangre las infusiones de zarzamora y las de hojas de vid, especialmente si es roja.

Contra las almorranas

Bébase agua fría, a la par que se aplican emplastos de linaza, malvavisco y adormidera en la zona afectada. Alternativamente, ablándense las almorranas con vahos de agua de cardencha y con lavativas de agua templada.

ဆာၺ

Mójense las almorranas con saliva de ayunas o con lejía.

ဆာၺ

Póngase a cocer cola de caballo *(Equisetum arvense)* y aplíquese después la cocción a las almorranas. También puede beberse el líquido.

ဆာၺ

Háganse cocimientos de raíces de quinquefolio o cinco-enrama *(Potentilla reptans)*, tómese el líquido y aplíquese parte del mismo a las almorranas.

ဆာၺ

Aplíquense directamente a las almorranas, con un algodón, cocimientos de zarzamoras.

ဆာၺ

Hágase lo mismo con el líquido de los cocimientos de nogal y tomillo.

❧❧

Úntese en el ano dolorido tocino y ajo.

❧❧

Frótese el mismo delicado lugar, con aceite en el que se hayan freído higos chumbos.

❧❧

Aplíquese en el ano, durante toda la noche, un tomate abierto por la mitad.

❧❧

Tómense vahos de asiento calientes. Hay de muchas clases, como el de cocer manzanilla, salvado de trigo o el humo resultante de quemar sanguijuelas.

❧❧

Bébanse infusiones de hojas de acedera.

❧❧

Tómense cocimientos de castañas de India.

❧❧

O de bulbo de cebollana *(Allium schoenoprasum)*.

❧❧

Remedio muy antiguo es el de sentarse, con el culo desnudo, sobre una rana abierta por la mitad.

❧❧

Según una popular creencia oriental, si no se quieren tener almorranas cómanse muchos dátiles.

Contra las varices

Cuartéese la concha de doce caracoles, pero cuídese de que sigan vivos. Póngaselos en los plantas de los pies y envuélvanse estos en un trapo, de manera que los caracoles sigan en contacto con la piel. Cúbrase el pie, después, con una bolsa de plástico. Este emplasto se mantendrá durante toda la noche, y deberá repetirse la misma operación durante varias noches seguidas, hasta que desaparezcan las varices de las extremidades, o lo que es lo mismo, hasta que los caracoles empiecen a aparecer manchados de sangre de color casi negro.

৪১৫৪

Dense friegas en los pies y en las piernas con agua de nogal.

৪১৫৪

Póngase sobre piernas y pies zumo de la hierba mora o Santa María *(Solanum nigrum)*, y frótese suavemente sobre la zona afectada. Evítese su ingestión, pues es altamente tóxica.

৪১৫৪

Bébanse cocimientos de hojas nuevas de olmo, pero fuera de las comidas.

৪১৫৪

O cocimientos de castañas de Indias, pero no más de un par de tacitas al día.

Los depurativos más necesarios

Para hacer la depuración de la sangre que el organismo requiere cada cierto tiempo, nada mejor que tomar frecuentemente infusiones de borraja y de malvavisco.

৪১৫৪

Ingiérase también a diario el zumo de uno o dos limones crudos, sin agua ni azúcar.

৪১৫৪

Tómense, siquiera sea de vez en cuando, infusiones de cola de caballo.

৪১৫৪

Ingiéranse infusiones de romero, de tomillo o de manzanilla, a discreción.

৪১৫৪

Tómense cocimientos de hojas de verbena y de ortiga blanca, indistintamente

Sangrías y sanguijuelas

Húyase de tales usos, pues aunque muy populares en otro tiempo, pueden ofrecer más peligros que beneficios. Además, la Organización Mundial de la Salud los ha prohibido expresamente.

El vientre

Quien del vientre bien va, mejor acabará. Sí, del vientre y de las partes concomitantes, que decía un curandero cordobés (de Argentina), expertísimo en el valor de muchas hierbas. Con el vientre pasa lo mismo que con el pecho. Del vientre y esas partes concomitantes hay que hacer salud, para que la vida siga adelante.

Contra el dolor y el ardor de estómago

Se ha observado que beber agua de mar en pequeñas cantidades, y todos los días, preserva el estómago de los males que le son propios, facilita la evacuación y hace más leves las digestiones, por muy copiosas que se hagan las comidas.

ဢၐ

Para combatir el ardor de estómago, tómese un vaso de leche tibia con un huevo batido en ella. Algunos curanderos vascos recomiendan añadir a esto una copita de pacharán.

ဢၐ

Otro remedio excelente consiste en tomar tres veces al día un vaso con la cocción de raíces de trébol.

ဢၐ

Para el dolor de estómago, aplíquese una compresa de linaza sobre el estómago, que se hará con leche o con vino tinto; si es preciso, deberá llevarse durante el tiempo que persista el dolor anudada con un lienzo a modo de faja.

ဢၐ

Frótese el estómago fuertemente haciendo presión de arriba a abajo con los dedos pulgares.

ဢၐ

Un remedio de la tradición mágica dice que es de muy buen resultado poner una moneda sobre el estómago, con la cara hacia adentro y la cruz hacia afuera.

ဢၐ

Póngase en un vaso cera de vela y estopa. Colóquese el culo del vaso sobre el estómago: la cera atraerá el dolor y la estopa lo diluirá.

හිඟි

Fricciónese el estómago con aguardiente y jabón que aún no haya sido utilizado. Déjese que seque la mezcla. Lávese cuando el dolor haya pasado.

හිඟි

Aplíquense sobre el estómago, pero un poco hacia el lado derecho del cuerpo, emplastos de hierba de tocino, o de ruda, o de romero, solidificados con aceite de oliva, manteca y vino.

හිඟි

Son igualmente útiles los emplastos hechos de harina de linaza amasada con leche.

හිඟි

En general, son muy útiles los dientes de verbena, ingeridos en las ensaladas, el limón crudo para cicatrizar las úlceras, y las tisanas tibias de verbena.

හිඟි

No despreciar, siempre que duela el estómago, una infusión de trébol, o de hinojo, o de hiedra terrestre, pues alivian de inmediato y facilitan la digestión de lo que se coma más tarde.

Contra la gastritis

Tómense infusiones de flores y hojas de malva común.

හිඟි

Cuando es leve, la calma el azúcar. En caso de persistencia o de que aumente su intensidad, desmenúcense raíces de ruibarbo e introdúzcanse en una botella con agua, la cual ha de mantenerse cerrada unos días. La dosis será la de un vaso, bebido en tres veces.

හිඟි

Una madre y una hija, recojan tres puñados de tierra de tres sepulturas de un mismo cementerio, y mézclenla con chocolate casero diluido. Luego, dénselo a comer al paciente.

Contra la úlcera de estómago o de duodeno

Tómense infusiones de milenrama *(Achilea millefolius)*, pero sin la raíz de la planta.

ಬಂಡ

Ingiéranse cocimientos de malva y cebada a partes iguales.

ಬಂಡ

Hágase lo mismo con la manzanilla común y la manzanilla llamada romana o camomila noble *(Chamaemelum nobile)*.

ಬಂಡ

Tampoco van mal las infusiones de ortigas. Lo ideal es beber la primera en ayunas, otra a media tarde y la última un rato antes de acostarse el paciente.

ಬಂಡ

Excelentes son también los cocimientos de hojas de alchemilla o pie de león *(Alchemilla vulgaris)*.

Contra el decaimiento de estómago

Caliéntese en un plato un poco de coñac. Aparte, desmigájese sobre un trapo lino y sobre él unas galletas María. Derrámese el coñac caliente sobre ambos productos y dóblese el trapo a fin de que todo quede dentro. Aplíquese de ese modo sobre la boca del estómago.

ಬಂಡ

Aplíquese sobre la boca del estómago una compresa de lino empapada en aguardiente.

Para cualquier desarreglo del vientre

Ingiérase sopa de tomillo. Es tradición que esta planta tiene especiales virtudes si se recoge el Jueves y Viernes

Santos y, más aún, si la hora de la recogida son las doce en punto de la noche que va de una a otra jornada citadas.

☙❧

Contra el endurecimiento del vientre, cuézanse berros en agua. Quítese esta y, cuando se enfríen los berros, fríanse en manteca. Colóquense sobre el vientre del paciente envueltos en un trapo.

☙❧

Ante un problema gastrointestinal, llámese a un mellizo que friccione el vientre, estómago y zona de los riñones del paciente con aceite de oliva frito. Luego golpéele con un paño empapado en agua fría. Repita la operación durante tres días consecutivos

☙❧

Si duele el vientre, tómese un pichón y ábrase en canal. Sin tan siquiera desplumarlo, apliquese al vientre del paciente y manténgase hasta que comience a oler a podrido, momento en que el tratamiento se dará por finalizado.

☙❧

Si un niño de teta padece cólicos intestinales, al darle de mamar colóquelo su madre atravesado, de modo que el cuerpo del pequeño, con las piernas hacia afuera, forme una cruz con el de ella.

Para los problemas del bazo

Si quien lo padece es un niño, llévese al paciente a un prado donde haya un nogal o una morera, y colóquese-le bajo cualquiera de estos árboles, de pie y pisando hierbas de llantén menor. Córtese con un cuchillo la tierra alrededor de los pies del niño, y colóquese el terrón a la altura del bazo del paciente, por fuera de la camisa. A continuación, hágasele regresar a casa y oblíguesele a entrar por una puerta distinta a la que salió, o por una ventana si la vivienda solo dispone de una puerta. Cuando el terrón se seque, el niño sanará.

୫୬

Aplíquense en el costado emplastos de excremento de vacuno, cuando este está todavía caliente.

୫୬

Para evitar la ingurgitación del bazo, y el dolor característico que algunos conocen como "limaco", colóquense tres piedras en el suelo, una encima de otra, y dé el afectado tres vueltas con las manos alrededor de ellas.

୫୬

O deténgase quien sienta dolor en el bazo, agáchese y recoja una piedra del suelo, y vuelva a erguirse, mójela con saliva o bésela y torne a colocarla en el suelo. El dolor desaparecerá como por arte de magia.

Para abrir el apetito

Tómense una o dos tazas al día de cocimiento de corteza de acacia blanca.

୫୬

Bébanse tres tazas de cocimiento de raíces de achicoria al día, pero fuera de las comidas.

୫୬

Ingiérase ajedrea en infusión, una taza al levantarse, en ayunas, y otra un rato antes de acostarse.

୫୬

Contra la desnutrición infantil, en algunas zonas de Castilla se le ha dado a comer al niño sopas de pan cocinadas en caldo de mochuelo, aunque no se comía la carne del animal sacrificado.

୫୬

Sin embargo, otros son del parecer de que también se recupera el apetito perdido comiendo mochuelos en abundancia.

Contra el mal aliento

Tómense infusiones de hojas de acedera.

଼ଡ଼ୠ

Bébanse infusiones de los frutos de la alcaravea, también llamada comino de prado *(Carum carvi)*.

଼ଡ଼ୠ

Tómense infusiones de raíz de arcangélica, también conocida como Carlina *(Archangelica officinalis)*.

଼ଡ଼ୠ

O de menta común.

Para evitar el vómito

En general, y cuando las náuseas y los correspondientes vómitos sean continuos, tómese agua de manzanilla con media copita de aguardiente, de anís o de pacharán. En las islas británicas añaden a un té frio media copa de whisky.

଼ଡ଼ୠ

Siempre dan muy buenos resultados los cocimientos de menta, o el té con menta a la usanza árabe norteafricana.

଼ଡ଼ୠ

Tómense, cuando la náusea sea persistente y no haya emisión de vómito, una infusión de matricaria *(Tanacetum parthenium)*, que evita de inmediato los espasmos.

଼ଡ଼ୠ

Igualmente recomendable es la tisana de celidonia mayor.

଼ଡ଼ୠ

Si la náusea no remite y el enfermo nota que debe vomitar pero no acaba de arrojar, ingiérase leche tibia con vinagre.

଼ଡ଼ୠ

Tómese agua de jabón de linaza o malvavisco, tanto para cortar los vómitos como para que cesen las náuseas.

Para provocar el vómito

Introdúzcanse los dedos índice y corazón bajo la campanilla y sobre la lengua de quien lo necesite.

∞⌘

Tómese vinagre y, una vez producido el vómito, leche.

∞⌘

Sobre todo en casos de borrachera, ingiérase café muy salado.

∞⌘

Si el borracho está al borde del coma etílico, hágasele oler amoníaco.

Para evitar el mareo

Si quien tiene tendencia a padecerlo cuando viaja es una mujer, colóquese la viajera un ramillete de perejil en el hueco entre los pechos.

∞⌘

Tápese el ombligo con un esparadrapo, quien no quiera marearse.

∞⌘

También se evita el mareo llevando una rama de perejil en el ano.

∞⌘

Si se produce en alta mar, mastíquese bacalao salado al menor síntoma.

Contra el desvanecimiento

Para que vuelva en sí el afectado, frótensele las sienes y la nariz con vinagre.

Contra la borrachera

Si se ha bebido mucho alcohol, cómanse después unas sopas de ajo.

∞⌘

Aunque, según la tradición popular, lo mejor para un borracho es hacerle beber sangre de águila (hoy día ave protegida, por cierto, como seguramente nadie debiera ignorar).

ഇൗരു

Si lo que se pretende es que un alcohólico aborrezca la bebida, hágasele beber leche de perra.

Contra el hipo

Bébanse sorbitos de agua, aguantando la respiración, y en número impar de veces.

ഇൗരു

Désele un susto al hiposo, o hágasele sobresaltar con cualquier motivo.

ഇൗരു

Mírese fijamente un punto cualquiera y esta molestia desaparecerá.

ഇൗരു

Vuélvase el afectado cualquier prenda del revés.

ഇൗരു

Aspírese polvo de tabaco para provocar el estornudo, con lo cual desaparecerá el hipo.

ഇൗരു

Si quien lo padece es un niño de teta, introdúzcasele en la boca un grano de café pulverizado entre los dedos. Désele después un poco de agua o leche.

ഇൗരു

O désele al pequeño una cucharada grande de agua con una gota de anís, o una cucharada de agua de anises.

Contra el estreñimiento

Si quien lo padece es un niño de teta, introdúzcasele por el ano un poco de perejil.

ഇൗരു

O frótesele el ano con la cabeza de una cerilla impregnada en aceite de oliva, o con un algodón mojado con este mismo producto.

෧ൈ

Aplíquese un enema con agua de hierba de pastizal.

෧ൈ

Practíquense lavativas con agua de manzanilla y un chorrito de aceite de oliva.

෧ൈ

Ingiérase almidón diluido en agua y tisanas de betónica *(Betonica officinalis)*.

෧ൈ

Tómense cocimientos de hojas de acebo.

෧ൈ

Da muy buenos resultados el vino caliente bebido a sorbos muy pequeños o tomado en cucharadas.

෧ൈ

Bébase una cocción de algas marinas.

෧ൈ

Si el miento es persistente, acúdase a las infusiones de raíz de malva con unos granos de sal y unas gotas de aceite.

෧ൈ

Son igualmente recomendables las semillas de zaragatona *(Plantago psyllium)* maceradas en anís.

෧ൈ

Las plantas de tártago *(Euphorbia lathyris)*, consumidas en cocción, ayudan a evacuar rápidamente.

෧ൈ

También ayudan a hacer de vientre sin problemas las infusiones de centaurea, conocida como hiel de tierra *(Centaurium erythraea)*.

෧ൈ

De madrugada, sálgase al balcón desprovisto de ropa de la cintura para abajo y permanézcase allí hasta que se noten los efectos del frío en la tripa. A la mañana siguiente, nada más despertar, bébase un vaso de agua que se dejó por la noche al sereno, cubierto con un paño para que no se ensuciara.

ഇരുജ

Déjese un vaso de agua, tapado, durante toda la noche al sereno y bébase por la mañana, en ayunas.

ഇരുജ

O bébase agua con un poco de aceite.

ഇരുജ

Intente hacer de cuerpo acuchillado, pues así es mayor la presión de los músculos del vientre sobre el ano. Si no se dispone de taza turca, o de corral, o de un lugar cercano en donde hacerlo, acuclíllese subido en la taza común del inodoro.

ഇരുജ

No disponiéndose de nada mejor, ingiérase agua de mar, pero en tragos largos.

ഇരുജ

Si el miento es crónico, ingiérase una o dos tazas de cocimiento de corteza de acacia blanca al día.

ഇരുജ

O, si es la temporada, cómanse ciruelas claudias en abundancia.

Contra la obstrucción intestinal

Practíquese sobre el abdomen del paciente un buen masaje con el pulpejo de los pulgares, hasta dar con el lugar de la obstrucción, que es a la vez el de máxima sensibilidad. En él se centrarán los masajes, dirigiéndolos desde la boca del estómago, paralelos al reborde de las costillas. Para realizarlos sírvase el masajista de aceite con manzanilla. Pero si el dolor es intensísimo en el punto citado, o la persona se desmejora, preciso será abandonar los masajes, ya que puede tratarse de una lesión grave. Si no se da tal circunstancia, acabados los masajes, colóquese sobre el ombligo del enfermo una moneda, sobre esta una vela encendida y cubriendo ambas cosas un vaso. Cuando la llama de la vela se apague por haber extraído los malos aires, se anudará a la cintura del paciente un pañuelo mojado en ron y sujeto con un tenedor. Previamente, y de manera repetida, se habrá flameado, procurando que no se queme. Dicho pañuelo se cubrirá con una bayeta o franela, sujetada al vientre con un fuerte vendaje. A la par se le administrará al enfermo una taza de manzanilla azucarada y una copa de ron. Una hora más tarde tomará el afectado una buena comida, con predominio de pan blanco, una chuleta asada y vino añejo. Cosas que, por el contrario, deberá abstenerse de probar, son: alubias, habas, derivados del cerdo y vísceras de cualquier animal.

⋘⋙

Nada recomendable es el método de tragarse dos balas redondas de fusil del calibre 16. Previamente señalada, se comprobaba que la tragada en segundo lugar tendía a salir por su conducto natural antes de la que se ingirió en primer lugar. El inconveniente de esta terapia estribaba en que si el tubo digestivo se encontraba obstruido como consecuencia de una dolencia grave, por ejemplo un cáncer de esófago, el remedio podía resultar mortal. Igualmente surgían multitud de inconvenientes, si en lugar de balas redondas se utilizaban alargadas, pues estas podían atravesarse formando una cruz en el interior del organismo.

Para evitar los malos gases

Para evitar las aerofagias o pedos, bébanse infusiones de los frutos de la alcaravea, también llamada comino de prado *(Carum carvi)*.

⋘⋙

Tampoco van mal las infusiones de artemisa de los Alpes (*Artemisia genipi*), tomadas en dos o tres tacitas diarias, pero fuera de las comidas.

❧

Ni las infusiones de asperilla (*Galium odoratum*), pero sin abusar de ellas.

❧

Contra la formación de gases, aplíquense sobre el estómago cataplasmas de huevos.

❧

O una tortilla elaborada con ruda, romero y salvia, muy caliente.

❧

Aunque utilizado antaño por un curandero guipuzcoano para extraer los malos aires, el remedio siguiente resulta poco recomendable: consiste en masajear al paciente en el , de abajo a arriba, a la par que se le sopla fuertemente por el ano. Para que el método sea efectivo, preciso es comprobar que el paciente expulsa los aires por la boca.

❧

Otro remedio vasco contra los gases del intestino, es el que sigue: con las yemas de los pulgares masájeese intensamente sobre el vientre. Si de ese modo no se consigue el objetivo, preciso será hacer un emplasto de chocolate caliente, a fin de obligar a los gases a salir por el ombligo. Para facilitar esta operación, colóquese sobre el ombligo del paciente una moneda, y sobre esta una velita encendida, todo lo cual se cubrirá con un vaso. El remedio se terminará en el momento en que la llama de la vela se apague. El tratamiento deberá repetirse por espacio de doce o quince días.

Contra la indigestión

Tómense infusiones de hojas y brotes de estragón (*Artemisia dracunculus*).

෧෬

Si es un niño quien la padece, colóquesele un pez vivo sobre el ombligo.

Contra los cólicos y dolores de tripa

Lo mejor contra los dolores de tripa, es aplicar calor sobre la zona. Pero si no cede pronto el dolor, déjese a un lado el calor y acúdase a un especialista, pues en caso de tratarse de una apendicitis el contacto del calor no solo no servirá de nada, sino que agravará la dolencia.

෧෬

Si el dolor de tripa se acompaña de un claro endurecimiento del vientre, cuézanse berros en agua, quíteseles el agua después, fríanse posteriormente los berros en manteca y, metiéndolos en un trapo a modo de cataplasma, pónganse sobre el vientre.

෧෬

Una tradición indoeuropea indica que quien padezca de dolor de estómago habitualmente, deberá beber su propia orina todas las mañanas. Cuentan que Gandhi lo hacía.

෧෬

Un muy buen remedio, por extraño que parezca, consiste en beber agua de excremento de gallina, pero solo los hombres. Para las mujeres se recomienda la manzanilla y el aguardiente.

෧෬

Son muy útiles los emplastos hechos con tortillas de verbena, o de manzanilla frita con aceite, que se ponen sobre la zona afectada.

෧෬

Contra los , va muy bien la infusión de hinojo.

෧෬

También la ingestión moderada de licores de hinojo, de pepino y guindas, además del licor de manzana.

∞⌘

Aplacan el dolor del cólico las nueces maceradas en anís, que además resultan un postre excelente, carminativo y muy propio para hacer buenas digestiones.

Contra la diarrea

Tómese zumo de limón puro, cuantas veces sea menester hacerlo hasta que cese la diarrea.

∞⌘

Ingiéranse infusiones de flor de pujo o milenrama, o lo que es igual, de *Achilea millefolius*.

∞⌘

El agua de arroz, o el arroz con leche, limón y vino blanco, es un remedio extraordinariamente bueno y rápido para cortar la diarrea, siempre y cuando no se le añada ni azúcar ni miel. Vale utilizar la moderna sacarina.

∞⌘

Tómese almidón diluido en agua.

∞⌘

Bátase una clara de huevo en vino blanco, y tómese después, al menos tres veces al día, hasta que desaparezca la diarrea.

∞⌘

Elabórese un licor a base de aguardiente, azúcar, menta y borraja. La tradición recomienda hacerlo en verano y bajo la luz del sol. Es de mucha utilidad y de un muy grato gusto para tomar después de las comidas, también como tónico digestivo.

∞⌘

Háganse cocimientos de quinquefolio o cincoenrama *(Potentilla reptans)*, o de endrinas o pacharanes, que son muy astringentes. Tómese el líquido que resulte de dichos cocimientos.

∞⌘

Bébanse infusiones de raíz de consuelda *(Symphytum officinale)*.

§ාශ

Es muy recomendable tomar agua de cogollos de nispe-rero, membrillero, guayabero o menta poleo.

§ාශ

El vino de moras es también un remedio más que eficaz, que además quita de inmediato el dolor de los retortijo-nes.

§ාශ

Bébase un vaso mitad de cerveza y mitad de agua.

§ාශ

También es muy eficaz tomar cerveza con azúcar y comer dulce de membrillo.

§ාශ

Antaño la diarrea se evitaba bebiendo vino blanco en el que se mezclaba la clara de un huevo. Después se apli-caba una lavativa preparada con agua de simientes de lino, malvas y hojas de maíz.

§ාශ

En el mundo de lo popular, tanto contra la diarrea, como contra el estreñimiento, se ha solido echar mano de la manzana, bien cocida o cruda.

Contra la colitis

Ingiéranse tres tacitas diarias, fuera de las comidas, de barba cabruna o salsifí *(Tragopogon porrifolius)* pulveri-zado.

§ාශ

O dos tacitas diarias de infusión de bulbo de cebollana *(Allium schoenoprasum)*.

§ාශ

Tómense infusiones de raíz de fresa.

§ාශ

O cocimientos de parietaria.

§ාශ

Además de masajear en el vientre, tomen las mujeres cocimiento de manzanilla con aguardiente, y de excremento de gallina los hombres.

Para combatir las lombrices

Nada mejor, tanto para los niños como para los adultos con parásitos, que ingerir tisanas de abrótano.

ଛଠଷ

Muy beneficiosas resultan también las infusiones de ajenjo, así como los cocimientos de hojas de nogal y las infusiones de hoja de acebo ingeridas en ayunas.

ଛଠଷ

Resultan estupendas, igualmente, las tisanas hechas con abrótano macho y cocimientos de laurel en leche. Pueden beberse o tomar vahos de asiento con ellas.

ଛଠଷ

Se recomiendan también las infusiones de matricaria.

ଛଠଷ

La tradición popular manda que a los niños con lombrices se les cuelgue del cuello un collar hecho con ajos.

ଛଠଷ

Desde antiguo se sabe que el licor de ciruelas y el de pericarpios de nueces combaten el parasitismo intestinal a las mil maravillas.

ଛଠଷ

Pero quizá resulte más eficaz tomar agua de hollín, o ingerir, siempre en ayunas, una cucharadita de aceite de oliva.

ଛଠଷ

Pónganse sobre el vientre del enfermo emplastos de ortigas.

ଛଠଷ

Tómese, aunque no resulte agradable, medio litro de leche, en la que se hayan hervido media docena de ajos pelados.

༄

Aplíquense sobre el vientre cataplasmas de ajos cocidos en leche, o fritos en aceite.

༄

Otro remedio muy conocido y eficaz desde antiguo: túmbese el enfermo bocabajo y colóquesele un trozo de carne cruda sobre el ano. No tardarán mucho los parásitos en salir, atraídos por el olor de la carne fresca.

༄

Se recomienda también ingerir ajos crudos o cocinados, o el agua de su cocimiento.

༄

Un remedio asturiano ha consistido en aplicarle al paciente ajos crudos al cuello y apio sobre el pecho, y hacerle beber cocimientos de yerbabuena.

Contra la solitaria

Siéntese al paciente en un orinal lleno de leche, y aguárdese hasta que la solitaria haga su salida al exterior por el ano. De no producirse esta, repítase la operación cuantas veces sea conveniente.

༄

El remedio será más efectivo si, además, el paciente ingiere pepitas de calabaza en abundancia.

༄

Púrguese al paciente por la noche con tres cucharadas grandes de aceite de ricino. Por la mañana, en ayunas, tómese un puñado de pepitas de calabaza molidas y mezcladas con azúcar. Dos horas después vuélvase a tomar la misma cantidad de ricino que por la noche.

༄

De no expulsarse la tenia o solitaria, refuércese el remedio con 50 gramos de corteza seca de granada, dejada a macerar en agua durante toda una noche, y que el paciente beberá en ayunas, a la mañana siguiente, después de hervirla durante unos minutos y luego dejada a enfriar. Desayune el paciente dos horas después y habrá desaparecido su problema.

Contra los males del hígado

Para evitarlos, cómanse pocos huevos o ninguno y cuídese de no comer carne de cerdo, sobre todo su hígado, que es muy tóxico.

ഇറ

La leche, por el suero que contiene, preserva de contraer enfermedades del hígado.

ഇറ

Las aguas termales y el suero lácteo dan unos resultados magníficos en el tratamiento de las enfermedades hepáticas.

Contra la hepatitis

Tómense infusiones de achicoria y de parietaria a discreción, mientras dure el mal.

Contra la ictericia

Un remedio muy tradicional es el de hacer que el enfermo, sin que se entere de ello, se coma un piojo común, según esta receta: pónganse en una jícara de chocolate, o mezclados en un licor suave, varios piojos, siete, nueve, once, trece... siempre en cantidad que haga nones. Se trata con ello de que los piojos rompan la supuesta membrana que no deja correr la bilis que produce la ictericia.

ഇറ

Parecido remedio consiste en beber un vaso de agua en el que se han echado siete piojos de la cabeza.

ഇറ

En Galicia, para curar el mismo mal, dan al paciente, durante nueve días consecutivos, un vaso de vino con nueve piojos, que previamente se ha dejado al sereno. Para que el remedio cunda su efecto, preciso es que el paciente se lo beba en ayunas.

ഉ൭ങ

También se decía que la ictericia se curaba simplemente con que el paciente viese correr el agua. Para ello nada más recomendable que tirar piedrecitas desde un puente en la corriente de un río, y mejor aún si lo hacía en ayunas y un viernes. En otros lugares han arrojado garbanzos la mañana de San Juan.

ഉ൭ങ

Bébase agua de maíz, o desmenúcese verbena en el contenido de una botella de vino blanco. Tomando tres vasitos al día, la ictericia desaparece en poco tiempo y el hígado se cura.

ഉ൭ങ

Ingiérase leche de burra.

ഉ൭ങ

Bébase también agua de barbas de maíz.

ഉ൭ങ

O infusiones de romero.

Contra las piedras de la vesícula

Si lo que se padece es de piedra en la vesícula, tómense hojas de fresno en infusión, mezcladas con zumo de limón y una cucharadita de miel.

Los prolapsos del recto

Son un mal que se produce generalmente en los ancianos y en los niños que se ven obligados a realizar enormes esfuerzos para hacer de vientre, a causa del estreñimiento. La tradición curativa manda que se trate al paciente con lo necesario para evitarle el estreñimiento. Si consigue hacer de vientre sin esfuerzo, desaparecerán los molestos prolapsos.

Para combatir la hidropesía

Contra la retención de líquidos antiguamente se usaba anudar un lazo de color rosa a la cintura y seguir durante nueve días una dieta a base de rosquillas y vino dulce.

⁂

Si el enfermo era un niño, otra tradición mandaba, al menos en Navarra, frotarle el ombligo con el aceite traído por cinco ancianas viudas, de cinco iglesias diferentes.

⁂

Según un remedio gallego, póngase al enfermo en la cama, desnudo y con un papel de estraza sobre el vientre, y háganse cruces sobre el papel con un cuchillo o con unas tijeras mojadas en aceite, pero suavemente para evitar producirle una herida.

⁂

Una costumbre, también muy antigua, manda abrir en vivo una gallina por la mitad y ponerla sobre el vientre del enfermo.

⁂

Tampoco va mal tomar cocimientos de caña, una tacita en ayunas, por la mañana, y otra un rato antes de que el paciente se vaya a dormir.

⁂

Lleven al hidrópico a un monte desde el que se divise el mar y acuéstenlo en el suelo. Marquen el contorno de su cuerpo sobre la tierra, recojan los terrones correspondientes y llévenselos a casa para quemarlos en el fuego del hogar. Según se sequen dichos terrones, el enfermo irá sanando.

⁂

Pero tratándose de una afección relacionada con la circulación y con la retención de líquidos, lo mejor será acudir a los remedios que aquí se especifican en el apartado dedicado a los males de la circulación. O a los que hablan de los depurativos.

Para curar las hernias

Aquí también ha mandado la tradición mágica y religiosa. Por ejemplo, se plantaban tres ramitas en la tierra. Si arraigaban, el enfermo curaba; si no lo hacían, moría.

છଓલ

Sin embargo, el remedio más generalizado, también en el mundo de lo popular, fue fajar al enfermo.

Contra las hernias infantiles

Reúnanse tres personas que se llamen Juan Bautista, la noche de la víspera de San Juan, poco antes del toque de media noche, junto a un roble. Encorven el árbol y, mientras suenen las doce campanadas, pásense los tres Juanes al hernioso, unos a otros, por encima del árbol, mientras dicen: "—Tómalo, Bautista". "—Dámelo, Bautista". "—Tómalo, Bautista…" La operación ha de realizarse en el más absoluto de los secretos. Es una fórmula que pertenece a la tradición mágica, pero, en un orden de cosas más natural, y pues se trata de una lesión grave, lo mejor será llevar al niño a un especialista médico.

છଓલ

En las islas Canarias, en cambio, la operación, muy parecida, se realizaba pasando al pequeño hernioso por un mimbrero, y habían de intervenir un Juan, una Isabel y una María. La operación es como sigue: al amanecer del día de San Juan, ábrase una vara de mimbre de una mata que mire al mar y a la montaña al mismo tiempo. Coja el niño herniado María y páselo por dentro de la vara cortada para que Juan lo recoja por el otro lado, mientras este pregunta: "—¿Qué me das, María?" "—Un niño quebrado" –responde María–. "—San Juan y la Virgen me lo den sano" –añadirá Juan–. Díganse tras veces las mismas palabras, mientras pasa el niño de unas manos a otras, y vuelva a repetirse la operación otros dos años. Únase nuevamente la vara de mimbre y, si esta no se seca, el enfermo sanará.

ෂාය

Es esta una tradición conocida en toda Europa, con ligeras variantes. En unas regiones se sirven de encinas, fresnos o alcornoques, en otras de cerezos, perales, olivos, nogales, álamos o rosales, seguramente entre un más largo etcétera.

ෂාය

No obstante, aquí también será preciso, en caso de hernia, acudir a un especialista médico para que disponga los remedios necesarios Se trata de un mal grave, cuyo abandono puede acarrear consecuencias lamentables a quien lo padece.

Las vías urinarias

El que no mea, tampoco se la menea, dice el refrán. Con esto no queremos más que señalarles lo importante que es orinar bien, larga y gustosamente, para mantener en buen estado las cañerías del cuerpo, esas que también procuran otros placeres. Y para las mujeres: La que bien no mea, siempre estará fea.

Para evitar que los niños se meen en la cama

Ante todo, y según el pensamiento popular más añejo, para que los niños no se orinen mientras duermen no deben jugar con fuego, encender fogatas, ni siquiera muy pequeñas, ni manipular mecheros, cerillas, bengalas o petardos.

கைஐ

Pero si a pesar de todo se orinan a deshoras, déseles a beber, durante nueve días seguidos, el agua en la que se haya cocido un topo.

கைஐ

En caso de que el procedimiento tampoco dé resultado, désele un cocimiento de tres puñados de tierra de un cementerio, recogidos de la tumba del último fallecido. Para que el tratamiento surta efecto, preciso es que el paciente no sepa qué es lo que ingiere, por lo que deberá mezclarse convenientemente el producto entre harina u otros alimentos.

கைஐ

Método más sencillo, sin embargo, es seguramente el de hacer que el paciente mantenga sumergidos los pies en agua caliente nueve noches seguidas, durante el tiempo necesario para rezar cinco Padrenuestros y cinco Avemarías. A continuación, dé cinco pasos en sitio seco y métase en la cama.

கைஐ

Estos remedios pertenecen a la tradición mágica y religiosa, y como la fe mueve montañas, pues ya se sabe: que cada uno ponga su granito de fe, o de arena.

கைஐ

Sin embargo, se ha comprobado que para los niños que se meen en la cama sin estar ya en la edad de hacerlo, va muy bien darles una infusión de tila a media tarde. A los pocos días, las sábanas aparecerán secas cuando llegue la hora de levantar al chaval para ir a la escuela.

Para orinar sin problemas

Hacer pis muchas veces al día significa que los riñones funcionan perfectamente. De manera que, para que los riñones se activen como las bombas de las lavadoras, que es lo que son en definitiva, tómese mucha agua, unos dos litros diarios al menos.

❧

Tómense infusiones de arenaria o quebrantapiedras *(Herniaria glabra)*, para limpiar bien los riñones y evitar las formaciones de piedras y de arenillas que puedan causar cólicos.

❧

Ayuda a orinar, igualmente, el agua de barbas de maíz.

❧

Un auténtico tónico que facilita la meada larga y sana se hace de la siguiente manera: póngase a cocer perejil, barbas de maíz, caña y grama. Tómese el líquido y aguárdese a que lleguen las ganas de orinar, cosa que ocurrirá pronto.

❧

Tómense infusiones de cola de caballo.

❧

Bébase ron caribeño con agua de menta.

❧

Tómense infusiones de endrino y de rabo de cereza.

❧

Bébanse cocciones de perejil.

❧

Tómense infusiones de hojas de saúco, a las que se les haya añadido un vaso de whisky escocés.

&ОСЯ

Tómense infusiones de hojas de abedul.

&ОСЯ

O de hojas de fresno, producto tenido desde antiguo por muy diurético.

&ОСЯ

La retención de orina se evita tomando tres tacitas diarias, fuera de las comidas, de infusión de chirivía *(Berula erecta)*.

&ОСЯ

Igualmente evita la retención de orina la ingestión de infusiones hechas con corteza de raíz de díctamo, conocido también como fresnillo *(Dictamnus albus)*.

&ОСЯ

Si quien tiene problemas para orinar es una mujer, tome vahos de plumas de ave, después de quemadas, por vía genital.

Para eliminar las piedras de riñón

Contra el cólico de riñón, el cólico nefrítico tan doloroso, aplíquese calor seco en la zona de los riñones y bébanse muchas infusiones de arenaria o quebrantapiedras *(Herniaria glabra)*, hasta expulsar la piedra o limpiar los riñones de arenillas.

&ОСЯ

Desmenúcese una cebolla en vino blanco y añádasele un rábano partido, seis granos de maíz hechos harina y unas gotas de limón. Cuézase todo. Bébase el líquido resultante veinticuatro horas después.

&ОСЯ

Es muy buena también la zarzaparrilla, en zumo o en infusión.

&ОСЯ

Bébanse infusiones de tostonera *(Adiantum reniforme)*. Es remedio canario.

೫つ೦ଊ

Ingiérase jugo de coclearia *(Cochlearia officinalis)*.

೫つ೦ଊ

Tómense infusiones de hojas de fresno.

೫つ೦ଊ

Bébanse aguas termales o de fuentes de montaña.

೫つ೦ଊ

Según una receta muy antigua, para eliminar las dras del riñón tómense hojas de malva, cocidas con aceite rosado, apártense del fuego y échensele dos o tres claras de huevo, revuélvase todo bien y échese sobre un paño de color o sobre lana sucia, aplíquese dos o tres veces sobre la vejiga. O cuézanse berros viejos en vino, estrújense y aplíquense, igualmente, sobre la vejiga.

Contra los males del riñón

Desmenúcese en vino blanco una cebolla y, partiendo un rábano y haciendo harina con seis gramos de maíz, échesele por encima unas gotas de limón. Luego cuézase todo y tómese veinticuatro horas más tarde.

೫つ೦ଊ

Tómense infusiones de hojas de lepidio *(Lepidium Latifolium)*, tanto para los males de riñón como para facilitar la meada.

೫つ೦ଊ

Tómense infusiones de la parietaria, que crece en las grietas de los muros y en las márgenes de los arroyos.

Para prevenir la gonorrea y otros males del sexo

Tenga preparado el hombre medio limón y, antes del coito, mójese un dedo con su zumo. Introdúzcalo en la vagina de la mujer y, si esta siente picores o escozor, sea rechazada.

৪৩৫

Si ha habido acto sexual sospechoso, terminado este acuda el hombre a un urinario o retrete. Apriétese fuertemente el miembro viril con una mano, por debajo de la bellota (o capullo) y orine. Cuando la presión sea irresistible, apriete con la otra el resto del miembro, oprimiéndolo con todas sus fuerzas, con lo que la orina saldrá a presión. Repítase la operación varias veces.

৪৩৫

Bébase arenaria en infusión, que favorece la emisión de orina, pues orinar mucho ayuda a desechar las infecciones.

৪৩৫

En caso de relación sospechosa, o si se nota alguna molestia en las veinticuatro horas siguientes al coito, tanto el hombre como la mujer lávense sus partes con infusiones de manzanilla, o de nogal, o de zarzaparrilla, o de malva, que también han de beberse.

৪৩৫

Lávense el miembro masculino y la vagina con limón crudo, o zumo de naranja.

৪৩৫

Pásense por el miembro y la vagina cebollas abiertas por la mitad, ajos partidos y perejil.

৪৩৫

Si la gonorrea es crónica, lávense las partes afectadas con cocimientos de caléndula o maravilla.

Para curar las llagas del ano o de la vulva

Aplíquense en las zonas afectadas cocimientos de la planta llamada bistorta *(Polygonum bistorta)*.

৪৩৫

Empápense las lesiones con cocimientos de búgula o consuelda *(Ajuga reptans)*. Sobre todo si la llaga ha degenerado en ulceración.

∞⊙∞

En general, para los lavados vaginales, practíquense estos con cocimientos de hojas de nogal.

Para combatir las ladillas

Dense friegas de gasoil por todo el cuerpo, y muy especialmente en las zonas próximas a los genitales. La mujer deberá poner especial cuidado en que el gasoil no le entre en la vagina.

∞⊙∞

Aféitense completamente las partes del hombre o la mujer, pues las ladillas viven entre el pelo de los genitales, y lávenselas frecuentemente.

Contra la impotencia

Aplíquese el hombre sobre el pene el polvillo resultante de desmenuzar cuernos de ciervo.

∞⊙∞

Para despertar el deseo sexual también parece haberse echado mano de los brotes de orégano.

∞⊙∞

Para mantener la erección, en algunas zonas de Castilla los hombres se untaban el pene con la savia lechosa de alguna euforbiácea, como la popularmente llamada "lechi interna", en realidad el tártago *(Euphorbia lathyris)*.

∞⊙∞

Método muy recomendado hoy día, incluso por los médicos, es el de calentar el pene con un paño muy caliente, hasta conseguir la erección mínima necesaria para proceder a la penetración.

∞⊙∞

Tampoco es mal sistema introducir, empujándolo con los dedos de él o de ella, el pene fláccido en la vagina, pues el calor natural del femenil conducto por regla general suele enderezarlo.

෩෨

Muy castiza, y al parecer bastante generalizada, fue la creencia de que un método milagroso contra la impotencia era la ingestión en abundancia de turmas de toro, es decir, testículos del susodicho animal, preparados convenientemente en potajes con diversas legumbres.

෩෨

Remedio más sencillo es el de comer cada día yemas de huevo, y mejor todavía si, durante tres días seguidos, el interesado mezcla tales yemas con cebolla.

෩෨

Muy castiza parece ser también la creencia de que comer cebolla cruda da potencia sexual al hombre, al igual que los ajos crudos. Aunque lo mejor parece ser intercalar en la dieta cebollas, ajos y tomates, también crudos.

Las extremidades

A trancas y a barrancas, quien tiene buenas cachas puede con todo, por mucha labor que le echen encima, por muchas horas que deba estar sentado en un trabajo, o por muchas leguas que haya de soportar a pie cada jornada, Hay que cuidar bien, sin embargo, tanto brazos como piernas, o extremidades superiores e inferiores, según se prefiera, además de las partes concomitantes que diría aquel curandero argentino, para que el pie nunca dé un traspiés... Y para que la mano no ande de culo, como el ano.

Contra los temblores de los dedos de las manos

Tómense cocimientos de cebada.

Del muslo al pie, o los problemas de las piernas

Para aliviar el dolor de pies, nada mejor se ha encontrado, hasta el momento, que meterlos en agua caliente con mucha sal. El alivio es inmediato y muy placentero. Tanto es así, que en algunas islas del Caribe se recomienda igualmente incluso contra la impotencia sexual masculina: "Quien bien anda, bien ama", dicen en el interior de la isla de Puerto Rico. Vale también coger agua de la mar y ponerla a calentar antes de meter en ella los pies.

જીભ

Si duelen las piernas, túmbese el afectado de lado y con la almohada entre los muslos.

જીભ

Ideal contra el dolor de piernas, incluso el que no es de carácter reumático, es meter el paciente sus miembros inferiores en un barreño, dentro del que se habrán echado las vísceras de algún animal recién sacrificado.

જીભ

Para el dolor de la rodilla, y en general el de toda la pierna también, tómese un manojo de cada una de las flores y de las hojas que la tradición conoce como hierbas de San Juan, que no son otras que las que siguen: margaritones *(Chrysanthemum maximum)*, rosas, hojas de saúco, de fresno y de nogal. Cuézanse en agua y el enfermo tome asiento en una silla, de manera que el recipiente quede bajo sus rodillas, que se tapan con una manta para que reciba bien el vaho en las partes afectadas.

ഇൽ

En general, y siempre que se pueda, camínese con los pies descalzos por la arena de la playa o por la orilla de la misma.

ഇൽ

Sumérjanse los pies doloridos en una charca donde haya dado el sol, y al instante se sentirá un gran alivio.

ഇൽ

Si lo que se pretende es despertar sin molestias un pie dormido, hágase sobre él una cruz con saliva.

Contra el reúma

Póngase calor seco sobre las articulaciones. Es el mejor remedio que se conoce para aliviar su dolor.

ഇൽ

Tómense baños termales siempre que se pueda. En casa, los baños han de ser de agua muy caliente, lo más que se pueda aguantar, echando mucha sal gorda en la bañera.

ഇൽ

Otro buen remedio consiste en que se bañe el enfermo, durante quince días consecutivos, en un cocimiento de hojas de nogal y de aliso, al que se añadirá un kilo de sal. También es una solución excelente contra el lumbago.

ഇൽ

Bébanse aguas ferruginosas.

ഇൽ

Con los hornos antiguos, que aún quedan en las tahonas de algunos pueblos, puede seguirse una práctica que alivia mucho a los reumáticos: hágase un gran fuego en el horno, límpiese después y métase allí al enfermo hasta que el horno se enfríe.

ഇൽ

Fricciónense con ortigas las zonas afectadas. Esto revitaliza la circulación.

෨෬

Dense friegas con alcohol o con vinagre de manzana.

෨෬

También son excelentes las friegas con raíz pelada de la mueza negra *(Dioscorea communis)*, manteca de tejón y grasa de lirón pirenaico.

෨෬

Elabórese, para tomarlo, un jarabe hecho con zarzaparrilla, cominos rústicos *(Margotia gummifera)*, flor de corazón o fumaria *(Dicentra spectabilis)* y guayaco *(Guaiacum officinale)*. Póngase a hervir todo durante media hora. Sáquese después del fuego, déjese enfriar y, por último, mézclese bien todo con azúcar morado y miel. Seguidamente póngase de nuevo la mezcla al fuego. Finalmente, métase en una botella y tómese dos veces al día. Es remedio caribeño.

෨෬

Tómese una patata de cinco ojos y métase en un saquito, que ha de guardarse entre las ropas del enfermo. A medida que se vaya reblandeciendo la patata, desaparecerán los dolores reumáticos.

෨෬

Tómense vahos de cocimientos de flores de ramo y hojas de laurel.

෨෬

Aplíquense cataplasmas elaboradas con hojas cocidas de romero y vino tinto.

෨෬

O caliéntese un puñado de hojas de berza y pónganse estas en la zona dolorida.

෨෬

Bébanse infusiones de cola de caballo y de enebro. Del enebro antes se aprovechaba para este fin el aceite extraído de sus bayas, al igual que para combatir la gota.

෨෬

Tómense vahos a partir de hervir hojas de malva.

൰ൢ

Bébanse infusiones de palos de carrasquilla.

൰ൢ

O infusiones de malva con una copita de licor de ajos macerados en alcohol.

൰ൢ

Cómanse ajos en ayunas o cuézanse y bébase su agua.

൰ൢ

Dense friegas con ron de caña.

൰ൢ

Tómense infusiones de flor de saúco y de hiedra terrestre, mezcladas a partes iguales. Después de cada infusión, bébase un trago corto de whisky escocés.

൰ൢ

Según la tradición, el fervor a Santa Eulalia alivia mucho los males que causa el reumatismo.

൰ൢ

Manda también la tradición mágica que se beba el agua recogida de las fuentes en la mañana de San Juan.

൰ൢ

Llévese en el bolsillo una patata, mejor si le ha sido robada a una aldeana. Este remedio también procede de la tradición popular.

൰ൢ

Tómense baños de mar, mejor si se calienta artificialmente el agua, en número impar de veces, durante nueve días consecutivos. Este remedio fue muy popular en otro tiempo, en algunas zonas costeras.

൰ൢ

Atrápese un lagarto vivo con el hierro del horno. Fríase en aceite hirviendo, dentro de una cazuela tapada. Un rato después añádasele vino. Trasvásese todo a un puchero de barro y manténgase en él durante veinte días. A partir de entonces podrá untarse sobre la región dolorida.

∞∞

Si fallan todos estos remedios, aún puede probarse a colocar sobre la zona dolorida la pata delantera derecha de una liebre, lo que según algunos siempre dio muy buen resultado.

Contra la artrosis

Macháquense seis dientes de ajo y media cebolla en el zumo de dos limones. Déjese macerar en un litro de agua durante la noche y tómese a la mañana durante varios días: es uno de los mejores remedios naturales que se conocen contra la artrosis, recomendado por muchos médicos. Aplíquese en cataplasma.

∞∞

Elabórese una cataplasma con hojas de acebo, arroz y ajos macerados en alcohol: póngase caliente sobre la zona que más duela.

∞∞

Hágase cuanto uso sea necesario del calor seco para aliviar los dolores.

Contra las lesiones musculares

Nada mejor para aliviar una lesión muscular que la tradicional bolsa de agua caliente.

Para curar el lumbago

Átese a la cintura el paciente una vela delgada de cerilla.

∞∞

Dense friegas con alcohol y con ortigas, alternativamente, sobre la zona lumbar.

∞∞

No disponiéndose de nada mejor, aplíquese sobre la región dolorida una alpargata o un ladrillo calientes.

ഇൻരു

En algunas zonas de Francia lo curan poniendo un poco de azúcar sobre los riñones del enfermo.

ഇൻരു

Según la tradición mágica, póngase sobre los riñones del enfermo los lirios extendidos al paso de la procesión del Corpus.

ഇൻരു

También se cura el lumbago si quien lo padece se revuelca en las hierbas de un prado, mejor la noche de San Juan y desnudo.

ഇൻരു

Un remedio extremeño consiste en tumbar al paciente boca abajo en el suelo, desnudas las espaldas, y que se las pisotee un mellizo descalzo.

Contra la ciática

Átese una cuerda con nueve nudos alrededor de la pierna dolorida y llévese hasta que desaparezca el dolor.

ഇൻരു

Dense friegas con aceite templado sobre la zona lumbar, que después se cubrirá con un paño. Si se pone encima una bolsa de agua caliente, la mejoría llega casi de inmediato

ഇൻരു

Acuéstese el enfermo sobre un lecho de ortigas.

Contra la hemiplejia

Si la parálisis de medio cuerpo es rebelde, durante nueve días tómese el paciente en ayunas un vaso de sangre de cerdo recién sacrificado, y detrás medio vasito de vino rancio. Descanse quince días y vuelva a comenzar la novena, hasta la recuperación total.

Contra las erupciones glandulares

Frótese la lesión con aceite y nata de leche.

ഇരു

Para curar el golondrino o infarto glandular en los sobacos o en las ingles, por la mañana, antes de que salga el
sol, estando el paciente en ayunas, santiguase tres veces
y apriete el golondrino con tres dedos de la mano en tres
posiciones diferentes. Repita la operación todos los días,
procurando que entre tales días haya tres fiestas princi-
pales seguidas.

ഇരു

Remedio aplicado por los curanderos vascos es el
siguiente: háganse 81 cruces, con otros tantos granos de
trigo, sobre las lesiones declamando en cada ocasión el
siguiente ensalmo: "Los golondrinos son nueve; los
nueve † ocho; los ocho † siete; los siete † seis; los seis †
cinco; los cinco † cuatro; los cuatro † tres; los tres † dos;
los dos † uno; los golondrinos no son uno, que el Padre,
el Hijo y el Espíritu Santo curen uno". Terminada esta
operación, récense 81 Credos, tras lo cual se arrojarán
los granos de trigo al campo, para alimento de los pája-
ros. Aplíquese el remedio tres días seguidos y las lesiones desaparecerán. De no ser así, se retrasará el mismo
tiempo que tardó en retrasarse la cura.

Los nervios

El que está mal de los nervios se puede perder por cualquier tontería. Mantenerlos calmos y apaciguados es tan importante como tener la cabeza fría, o con buen riego y sin dolores angustiosos. Ya se sabe: con el nervio tieso se corre el riesgo de perder pronto el pellejo.

Para no estar mal de los nervios

Lo mejor, beber infusiones de flor de tila.

❧❦

Para calmar a un nervioso, estriéguese entre los dedos una hoja de naranjo y póngasele en las narices para que la huela. Se tranquilizará pronto.

❧❦

Tómense infusiones de hojas de naranjo y de flores de azahar.

❧❦

Báñese el nervioso todas las mañanas con agua fría.

❧❦

Un remedio caribeño de efectos probados consiste en mascar tabaco.

❧❦

Son de gran efecto tranquilizador las infusiones de menta, malvavisco y melisa.

❧❦

Bébanse infusiones de romero y cola de caballo.

❧❦

Ingiéranse infusiones de adormidera.

❧❦

Según la tradición, bebiendo agua en la mañana de San Juan se preserva uno contra las enfermedades de los nervios.

❧❦

Otro remedio tradicional: incinérese un topo vivo, échese sus cenizas en un recipiente con agua y añádasele hilo bruto, recién hilado. Cuézase, déjese enfriar y bébase.

෴

Manda la tradición extremeña que para curarse de un ataque de nervios, el afectado ha de encerrarse en su habitación con un grajo, y durante tres días alimentarse tan solo de lo mismo que coma el ave.

Contra el histerismo

Tómense infusiones de raíz de arcangélica. Dos o tres tacitas al día, pero fuera de las comidas.

෴

Tómense maceraciones de genciana. Para ello, déjese un trozo de la planta en una taza de café llena de agua, durante veinticuatro horas, cuélese pasado ese tiempo y tómese el líquido resultante.

෴

Sobre todo si es una mujer quien lo padece, hágasele ingerir aceite de ruda.

෴

Tampoco va mal propinarle al histérico un par de bofetadas.

෴

Pero si eso resulta excesivo, hágase estornudar al paciente y la histeria desaparecerá.

Contra los sobresaltos

Para evitar los sobresaltos motivados por un susto imprevisto, lleve la persona entre la ropa unas ramitas de ruda.

෴

En tierras valencianas han solido beber agua de azahar, es decir, una infusión de la flor de la misma.

Contra la depresión

Ingiéranse infusiones de artemisa de los Alpes *(Artemisia genipi)*. Dos o tres tacitas diarias, pero fuera de las comidas, es lo recomendable.

Contra la ansiedad

Bébanse infusiones de la planta llamada calamento *(Calamintha sylvatica)*, mezcladas con zumo de limón y una cucharadita de miel. Lo ideal es una taza en ayunas, por la mañana, otra a media tarde y otra un rato antes de irse a dormir por la noche.

Contra el agotamiento

Además de descansar mucho, bébase zumo de hojas de capuchina *(Tropaeolum majus)*, mezclado con leche u otro producto aromático.

Para los problemas del sueño

Para evitar tener insomnio, rece el afectado a los santos de quienes sea más devoto. Lo ideal es repetir tandas de rosarios.

🙰

O, mejor todavía, bébase una infusión de pétalos de amapola antes de irse a dormir.

🙰

Ingiéranse infusiones de melisa.

🙰

O de espino albar o espino majuelo.

🙰

Huela el interesado una cebolla picada.

🙰

Aplíquese un erizo frito en aceite, en el ojo izquierdo de quien padezca insomnio, y dormirá como un bendito.

🙰

En algunos lugares, para que se durmiera un niño desvelado, se le colocaba bajo la almohada semillas de adormidera.

೩つଓ

Si lo que se quiere es despertarse a una hora concreta, y se es creyente, nada mejor que encomendarse a San José.

೩つଓ

Contra las pesadillas, récese a cualquiera de estas santidades: Santa Inés, San Andrés o San Mamés. Naturalmente, si se es creyente. Para los demás, según dicen, basta con desear fervientemente no tener malos sueños antes de acostarse.

Para la locura

La locura, por tenerse desde antiguo como un mal demoníaco, ha tenido muchas recetas mágicas y religiosas, de dudoso efecto, sin embargo. Pero también se sabe desde tiempos de Maricastaña que hay algunos remedios naturales que al menos pueden aliviar sus males.

೩つଓ

Los baños de mar son de muy buen efecto relajante, sobre todo cuando las aguas están frías.

೩つଓ

Úntese la cabeza del enfermo con aceite de violetas y de almendras dulces.

೩つଓ

Désele a beber al loco leche de cabra o de mujer que acabe de parir.

೩つଓ

Ingiera sesos de un gato negro quien haya padecido un ataque de locura, y se verá mejorado de su dolencia.

೩つଓ

Al que no duerma bien a causa del estado de su mente, désele una onza de jarabe de adormideras con agua de rosas.

La epilepsia y el baile de San Vito

Estas dolencias nerviosas hacen que el enfermo se convulsione extraordinariamente, por lo que nada mejor que los remedios antes descritos para los estados de excitación nerviosa.

৪১৫৪

Además, los estados epilépticos se alivian ingiriendo, moderadamente, infusiones de asperilla *(Galium odoratum)*.

৪১৫৪

También con cocimientos de flores de prímula o primavera *(Primula vulgaris)*.

৪১৫৪

Parecido efecto se consigue comiéndose el paciente el corazón humeante de una culebra.

৪১৫৪

Mejor aún, sin que lo sepa el paciente, cójase una culebra, písesele la cabeza y extráigasele el corazón. Dicho corazón del reptil, se lo tragará el epiléptico con los ojos vendados.

৪১৫৪

Otro remedio contra los ataques epilépticos consiste en beber sangre caliente de macho cabrío, durante tres días seguidos.

৪১৫৪

O engullendo el "hueso" del corazón de un venado.

৪১৫৪

Un remedio gallego contra la epilepsia manda que se queme la camisa del paciente, y se le haga comer al mismo parte del polvillo resultante. Lo mismo se emplea para aliviarle los dolores menstruales a las que los tengan.

৪১৫৪

Fue creencia en varias zonas de Europa, que la epilepsia se curaba aspirando el polvillo resultante de machacar una calavera humana, o el polvo de los huesos quemados de una persona. El efecto se reforzaba si el difunto había sido del sexo contrario al del enfermo.

ഇര

Si el ataque de epilepsia ya se ha producido, hágasele oler al afectado un zapato sudado y maloliente.

ഇര

Si lo que se quiere es evitar tener epilepsia, déseles de beber a los niños, antes de mamar, agua o vino dentro del cual haya estado una moneda de plata.

ഇര

El baile de San Vito lo alivian las tisanas de tila.

ഇര

Tanto en caso de epilepsia como de baile de San Vito, están contraindicadísimas las bebidas alcohólicas.

Para la memoria

Se sabe desde antiguo que comer sesos de cerdo aumenta la memoria y previene, según avanza la edad, la pérdida que de ella es común entre las personas mayores.

ഇര

Comer rabos de pasas, como se dice vulgarmente, va muy bien para mantener fresca la memoria. Y repasar oraciones. Claro que, en realidad, se puede repasar cualquier cosa que sirva para dar agilidad a la cabeza. Por ejemplo, los números de las matrículas de los coches que vemos por la calle. O los números de los teléfonos.

La piel

Al que no le luce bien la piel va dado, porque la piel, un buen color, un aspecto saludable, son nuestra mejor tarjeta de visita para el amor, para el trabajo, y hasta para saludarnos día a día, alegres y confiados, sin resquemores contra nosotros mismos, ante el espejo. Para una buena piel, procura ser dulce como la miel y no te hagas de los pensamientos una compota de ira y de hiel, que dice la coplilla popular.

Para no tener problemas en la piel

Cómase carne cruda de culebra en abundancia.

Para acabar con cualquier problema de la epidermis

Dé el paciente diariamente una vuelta alrededor de un rosal durante nueve días consecutivos, diciendo: "La rosa con las rosas". Para reforzar el remedio, el noveno día debe dar nueve vueltas seguidas al mismo rosal.

෴

Si lo que se quiere es acabar con una inflamación de la piel, apliquensele al paciente cataplasmas de harina de maíz en la zona afectada.

Para eliminar la erupción cutánea

Frótese la parte enferma con la sangre de tres crestas de gallos pertenecientes a tres casas diferentes. Ninguno de los tres gallos ha de ser de la propia casa del paciente.

෴

Sea conducido a cuestas un buen trecho el paciente, por otra persona que, habiendo padecido la misma enfermedad, lograra curarse.

Contra las dermatitis infantiles

Mézclese aceite de oliva con clara de huevo bien batida y aplíquese sobre la zona afectada.

Contra el acné juvenil

Cuando presenta postillas purulentas, tómense infusiones de borraja, fuera de las comidas.

§∞§

Tampoco va mal la ingestión de infusiones de raíces y hojas de diente de león.

§∞§

Recójanse flores de saúco la mañana de San Juan, cuézanse en una caldera y déjese enfriar. Luego lávense la cara con ella todos los miembros de la familia.

§∞§

Mójese la cara el interesado con alcohol rebajado con agua.

Para acabar con las verrugas

Tan molestas como feas, y con el peligro de convertirse en algo peor que una verruga, sobre todo si sangran o salen en partes blandas como los sobacos, la zona genital y las ingles, las verrugas tienen sin embargo buen tratamiento por métodos naturales. Según algunas tradiciones mágicas, por ejemplo del Caribe y de las islas Canarias, las verrugas salen a quienes miran de noche largo rato las estrellas, y lo mejor, para curarlas, era irse a dormir pronto y no mirar al cielo, que castiga a quienes no se acuestan.

§∞§

Cuente personalmente el curandero las verrugas al verrugoso, sin olvidarse ni de las más diminutas, ni las más escondidas de todo el cuerpo, y retenga el número en la memoria o apúntelo. Envíe al paciente a casa y espere el sanador a que sea de noche. Entonces vaya a un molino y meta la mano en el agua de la entrada. De ser par el número de verrugas, haga esto con luna en creciente y con la mano en el agua rece tres Avemarías. Si las verrugas suman cifra impar, por el contrario ejecute la operación con la luna en menguante, y rece tan solo dos Avemarías. Piense que un error al contar, hasta el más pequeño, hace ineficaz esta terapia.

§∞§

Pero, al margen de las tradiciones mágicas, sí hemos comprobado que para curar las verrugas es de mucha utilidad coger un higo temprano, hacerle un corte y pasar el zumo por la verruga. Eso sí, debe utilizarse un higo para cada verruga.

Otro buen remedio consiste en sacarles a un puñado de higos tempranos la leche y darse con ella friegas sobre las verrugas con mucho cuidado, hasta que la absorban.

Según otra tradición mágica, si se cogen tantas piedras de sal como verrugas se quieran curar, y se tiran en un camino sin volverse a mirar atrás, las verrugas que uno tenga se le pegan al primero que por allí pase.

Mátese una lagartija y pínchesele con un alfiler, tantas veces como verrugas tenga el verrugoso a quien se quiere curar. Guárdese el animal en un bote, tápese el mismo y cuando el animalito se haya secado, se habrán secado también las verrugas. Es remedio de los curanderos valencianos.

También se dice que haciendo una cruz con junquillos y enterrándola acto seguido, y si se dicen entonces unas oraciones cualesquiera, las verrugas desaparecen de donde las tenga el afectado.

Igualmente se emplea el junco en el siguiente remedio. Arranque de la tierra varios juncos el afectado, pero llevando las manos cruzadas por detrás de su cuerpo, de modo que no pueda ver las plantas en el momento de arrancarlas. Pase después los juncos sobre las verrugas, trazando cruces sobre ellas, y colóquelas, por último, sobre la chimenea, a fin de que se sequen pronto.

De todas formas, es mucho más eficaz beber agua en la que se haya cocido trigo. Si se hace al menos una vez todos los días, las verrugas acaban desapareciendo más temprano que tarde.

❧❦

Tómense tantos granos de trigo como verrugas tenga el verrugoso y con cada uno de ellos frote la correspondiente lesión. Escóndanse los granos de cereal debajo de una piedra y, cuando se hayan corrompido, se habrán curado las verrugas.

❧❦

Frótense con una moneda, métase esta dentro de un sobre y abandónese en una encrucijada de caminos. Quien recoja dicho sobre se cargará de verrugas, quedando libre de ellas quien lo dejó.

❧❦

Buena receta es partir una manzana en cuatro trozos y frotar con su carne las verrugas. La tradición manda enterrar de inmediato los trozos de la manzana, y mejor sin que el interesado conozca el lugar. Hágalo quien lo considere mejor. Otros prefieren practicar este remedio con patatas.

❧❦

Se ha demostrado la bondad de este remedio: cástrese un limaco, y luego frótese con él en las verrugas. Se dice también que, si el limaco o babosa se entierra a continuación en una grieta de la pared, el efecto es más rápido.

❧❦

Frótense las lesiones con un limaco o babosa y clávese después el animal detrás de la puerta de la casa. A medida que se vaya secando, se secarán también las verrugas. Es necesario no lavarse la zona afectada durante varios días. La babosa permanecerá en la puerta hasta que, tocándola con los dedos, se deshaga.

❧❦

Lávense las verrugas con sangre caliente de toro recién matado.

ဢၵ

Lo mejor de todo: frótense las verrugas con ajos partidos y rezumantes. La tradición manda poner dichos ajos en el fuego del hogar durante tres viernes: es el tiempo que tarda en hacer efecto el remedio.

ဢၵ

También es bueno frotar las verrugas con un trozo de carne fresca, que lógicamente no se ha de comer más tarde: hay que tirarlo, aunque algunas tradiciones mandan dejarlo pudrir a la vista. Lo cierto es que en el tiempo que tarde en pudrirse el trozo de carne desaparecerán las verrugas con él frotadas.

ဢၵ

Tan buenos o mejores resultados da, igualmente, frotar las verrugas con un pedazo de tocino fresco.

ဢၵ

En algunas zonas se frotan las verrugas con patatas abiertas. Se ha demostrado que es un remedio mayormente eficaz en las zonas cálidas. En el Caribe se hace lo mismo con plátano crudo.

ဢၵ

Mójese en vinagre común una miga de pan, póngase la miga sobre la verruga y cúbrase con un esparadrapo. Deberá hacerse tantos días como sea necesario, hasta que desaparezca la verruga.

ဢၵ

Antiguamente se pinchaban las verrugas con una aguja caliente, pero para eso es preferible ir a un médico de la piel.

ဢၵ

Tampoco se usa ya un remedio tan sencillo como frotar las verrugas con la sangre menstrual de una mujer, y sin embargo parecía dar muy buen resultado. Se untaba una gota en cada lesión, por la mañana y por la noche, durante varios días. Si no había una menstruante a mano también servía como sucedáneo la sangre de topo.

≈≈≈

Ni un método vasco, de carácter mágico, tan simple como acudir el verrugoso a misa y, cuando el oficiante decía el *Orate frates*, responderle el afectado *Kanpora* –fuera– *verrugates*.

Para eliminar los granos en general

Afean la cara de los jóvenes y preocupan a todos. Un remedio muy bueno es lavarse la cara por las mañanas con limón crudo y dejar que seque. Pasado un rato, lávese de nuevo la cara con agua.

≈≈≈

Para eliminar granos corrientes, mójense con agua caliente y sal.

≈≈≈

Aplíquense los remedios depurativos de la sangre que ya hemos expuesto anteriormente. Los ajos, las cebollas y el limón son magníficos.

≈≈≈

Póngase sobre ellos un buen trozo de cebolla asada.

Para eliminar los granos que salen alrededor de la cintura

Alguien que antes los haya tenido, corte la cresta a un gallo y con su sangre frote los granos del paciente. Este, mientras se realice la operación, permanezca tumbado sobre el suelo y medio desnudo. Al terminar la terapia, incorpórese el paciente y vaya hasta una encrucijada de caminos, donde rezará nueve Padrenuestros por quien le aplicó el remedio. No solo sanará, sino que, desde ese instante, estará dotado de la virtud de curar a otros.

≈≈≈

No deja de ser una creencia, pero si se hace lo del limón, los ajos y las cebollas, seguro que da mejores resultados.

Contra los eccemas

Frótese la lesión con madreselva.

Contra la urticaria

Bébanse infusiones de cariofilada *(Geum urbanum)*, mezcladas con una cucharadita de miel, y no más de tres al día.

ഔരു

Frótese con agua bendita el cuerpo de quienes la padecen. Dicen italianos y franceses que no hay remedio mejor contra la urticaria.

Contra los forúnculos y diviesos

Vale lo mismo que se ha dicho para con los granos, pero, como son más rebeldes, es conveniente tratarlos con mayor cuidado. Así, póngase sobre la zona un emplasto hecho con hierbas de San Juan.

ഔരു

Otro remedio de probada eficacia consiste en aplastar un caracol en las manos y frotarse los forúnculos con todo lo que de ello resulte: secan en muy poco tiempo.

ഔരു

En Canarias han solido aplicar barro con agua sobre la lesión, a modo de cataplasma, aguantándolo después con una venda. Lo mismo han hecho con trigo mascado y hasta con un trozo de tomate. Pasados entre diez y treinta minutos, el divieso soltaba el pus.

ഔരു

Tómense infusiones de cola de caballo.

ഔരു

Empápese un algodón en infusión de cola de caballo y pásese por el forúnculo.

∞⊃◦⊂∞

Frótense con una cebolla abierta, con aceite o con aguardiente.

∞⊃◦⊂∞

Fríase corteza de saúco en aceite de oliva a fuego lento. Al rezumar el jugo, sáquese el líquido que sobra de la sartén y añádase al restante cera virgen. Déjese enfriar, y cuando la masa esté sólida póngase sobre los forúnculos.

∞⊃◦⊂∞

Mézclense las yemas de nueve huevos duros, nueve gotas de vino, nueve gotas de aceite, nueve de miel y nueve de una raíz de hinojo. Pásese todo por el cedazo y tómeselo el enfermo. Es remedio sajón.

∞⊃◦⊂∞

Frótense con cebolla y aceite o con cebolla y jabón.

∞⊃◦⊂∞

Ingiéranse infusiones de hojas y corteza de nogal.

∞⊃◦⊂∞

O de bardana o lampaza *(Arctium lappa)*, que además son un excelente depurativo de la sangre.

∞⊃◦⊂∞

Aplíquense sobre la zona afectada cataplasmas calientes de levadura de cerveza.

Contra la erisipela

Lávese la parte afectada con agua de malva y llantén. Luego aplíquese con un algodón el zumo de la yerba mora *(Solanum nigrum)*, o miel caliente, y véndese.

∞⊃◦⊂∞

Échese en un recipiente de barro un poco de vino, acei-te, sal y agua, Hágase después un hisopo de lana sin lavar y, empapado en dicha mezcla, úntese la región enferma.

∞⊃◦⊂∞

Cójase una gallina negra, ábrasela en vivo y colóquesela sobre la cabeza del enfermo. Es un remedio vasco de Álava.

೮೦౧೪

Beba el afectado sangre de liebre macho o de lagarto.

೮೦౧೪

Aunque remedio más sencillo es, sin duda, mascar esparto, o helecho recién brotado, con los dientes.

Contra el herpes

El procedimiento más sencillo consiste en frotarlo con saliva en ayunas.

೮೦౧೪

O con los orines de un gato negro.

೮೦౧೪

Para casos más problemáticos es preciso beber dos veces al día un vaso de agua sulfurosa. En su defecto, añádase al agua de la fuente 300 gramos de miel blanca y 75 de bardana *(Arctium lappa)* y adminístrese una cucharada por la mañana y otra por la noche.

೮೦౧೪

Una tradición centroamericana manda que una muchacha virgen orine sobre el herpes de la persona afectada.

೮೦౧೪

Prepárese un ungüento a base de mezclar ceniza de ajos y de esparto, y aceite, mójese con una pluma de ave viva, y extiéndase sobre la parte afectada del paciente.

೮೦౧೪

Quien padezca esta afección, coja sobre sus espaldas a otra persona que haya padecido de lo mismo, y con ella a cuestas dé siete vueltas alrededor de una mesa.

೮೦౧೪

Atrápese una culebra, despelléjesela y límpiesela bien. Luego desmenúcese un trozo y condiméntese en tortilla. Désela a comer al paciente.

೨೦೦೪

Mézclese cenizas de un fogón y agua, e imprégnese con la masa resultante varias tiras de tela blanca. Aplíquense durante toda la noche a la parte afectada, sujetándola con una venda, y retírense por la mañana.

೨೦೦೪

Conviene también aquí echar mano de los depurativos de la sangre, anteriormente señalados en su apartado correspondiente.

Contra el ántrax

Colóquese sobre el grano un sapo vivo, sujeto con una venda, y manténgase así hasta que el animal muera, cosa que suele suceder aproximadamente a los ocho días, y el ántrax se habrá curado.

Contra las escrófulas

Frótense con manteca no salada.

೨೦೦೪

Recójase flor de esparto la mañana de San Juan antes de que salga el sol. Déjese secar la flor de esparto. Después échense las flores sobre las brasas y caliéntese en el humo un trapo que se pondrá luego sobre las lesiones.

೨೦೦೪

La tradición mágica manda que se froten las escrófulas con una moneda, que se envuelva esta después con cinco granos de maíz en un pedazo de papel y que se tire todo en un cruce de caminos.

೨೦೦೪

Sin embargo, ofrece mejores resultados frotar los bultos de las escrófulas con granos de sal, suavemente, o con hojas de laurel, en este segundo supuesto con un poco más de energía.

೨೦೦೪

Ingiéranse cocimientos de ortiga roja.

ഇൗരു

Tómense maceraciones de genciana. Explicábamos el modo de prepararlas al referirnos al histerismo.

ഇൗരു

Antaño las escrófulas las curaban en algunas regiones de Inglaterra con tan solo hacer que las tocara una virgen en ayunas.

Contra los quistes sebáceos

Pásese un garbanzo 100 veces sobre el quiste, rascándolo al mismo tiempo, siguiendo siempre la dirección del tendón.

Para curar los callos

Dicen que cortándoles la punta se logra curarlos.

ഇൗരു

Mójense los pies en agua tibia y frótense los callos con piedra pómez.

ഇൗരു

Aplíqueseles a menudo una patata caliente.

ഇൗരു

Para ablandarlos, introdúzcanse los pies en agua caliente con sal o con jabón, y frótense las durezas con un cepillo.

ഇൗരു

Para curar los callos, tómese un poco de papel de embalar, empáñeselo con vinagre y colóqueselo el paciente, en un platillo, debajo de la cama. Es un remedio del sur de Europa.

ഇൗരു

También se curan los callos con saliva en ayunas, o disolviendo una perla de ostra en zumo de limón, y mojando con él la lesión por la noche. Es otro remedio del sur de Europa.

Contra la sarna

De antiguo se cree que beber leche y comer fritada el primer día de mayo cura la sarna. Es una tradición más.

✠

Da buen resultado machacar raíz de cólchito (*Colchicum autumnale*) mezclada con sal y orines del propio paciente. Restriéguese todo por la zona afectada antes de irse a dormir.

✠

Lávese el paciente, dos veces al día, durante dos días seguidos, con agua de azufre y ortigas. Al tercer día deberá haberse curado el mal. Si no es así, repítase la operación hasta que haga falta.

✠

Úntese todo el cuerpo el afectado con manteca y azufre, y permanezca junto al fuego.

✠

Fue creencia que para curar la sarna era bueno ir desnudo al campo la mañana de San Juan, antes del alba, para absorber el rocío del amanecer.

✠

Frótense las lesiones sarnosas con cáscara de huevo pulverizada.

✠

En algunos lugares de Centroamérica y del Caribe, la tradición manda besar en el hocico a siete perros que vagabundeen por la calle, para pasarles la sarna y quedar limpio el enfermo.

✠

Un remedio navarro recomienda que, si la padece un niño, tome una mujer en sus brazos al paciente en ayunas y lo lleve donde haya un rosal silvestre. Con el niño en brazos dé tres vueltas al arbusto, a la vez que, también tres veces, repetirá: "Sarna, a la rosa". Terminada la operación, rece la mujer un Padrenuestro. Si el pequeño no se cura, días más tarde ha de repetirse la operación, y sucesivamente tantas veces como necesario sea.

Contra la tiña

Aplíquese el tiñoso, sobre la parte afectada, cocimientos de bardana o lampaza *(Arctium lappa)*.

Contra la lepra

Coma el afectado serpiente frita en abundancia.

೫)೦೪

Revuélquese el leproso sobre los rastrojos o hierbas la noche de San Juan, mejor a la medianoche en punto.

೫)೦೪

Imprégnese el afectado con la orina de un muchacho fuerte y saludable.

Para acabar con liendres y piojos

Úntese el pelo con aceite y arrastre los parásitos con un peine. Atrápelos y destrúyalos manualmente con el borde de las uñas.

೫)೦೪

Úntese el afectado la cabeza con petróleo.

೫)೦೪

Úntese la cabeza, quien lo necesite, con polvo fino de la tierra de una huerta.

Para que desaparezcan los sabañones

Sumérjanse en baños de agua caliente y fría, alternativamente.

೫)೦೪

Se curan muy bien practicándoles frotamientos de ajos y de verbena.

೫)೦೪

Frótese con fresas sobre la zona afectada, o con un ajo.

జుౠ

Oríneselos el propio afectado de sabañones, nada más levantarse por la mañana.

జుౠ

Pásense ortigas por los sabañones y acto seguido oríneselos el propio afectado.

జుౠ

Introdúzcanse los miembros afectados en el agua caliente de cocer castañas.

జుౠ

Aunque parece más eficaz calentar al fuego unas tenazas de hierro, para con ellas frotar cada sabañón tres veces. Puede variar el número de frotaciones, pero es imprescindible, para que el remedio surta efecto, que este siempre sea impar y no sobrepase las nueve veces.

జుౠ

Según unos campesinos de Monte, cerca de Santander, para curar los sabañones nada mejor que pasarlos por las partes íntimas de una mujer que no se las haya lavado. Aseguran allí haber comprobado la bondad de este remedio.

Las infecciones

Si quieres mucho vivir, evita el pus como cuando no tienes cuartos evitas la partida de mus. O, lo que viene a ser lo mismo, protégete contra las infecciones, cualesquiera que estas sean, haciendo uso de lo que se expresa para prevenirlas y curarlas. ¡Lucha contra la infección y estarás fuerte como un león!

Para evitar el contagio

Presentarse fumando ante un enfermo contagioso evita el contagio, especialmente si lo fumado es un puro. Es creencia popular muy antigua y extendida.

ഇറ

Quien se presente ante un enfermo contagioso, en general, hágalo llevando en los orificios nasales sendos trozos de ajos crudos.

ഇറ

Para evitar el contagio de viruela, introdúzcase quien cuide a un enfermo que haya contraído tal enfermedad, un diente de ajo en cada ventana nasal, para evitar contagiarse por el aliento. Obsérvese, además, la precaución de atarse a las muñecas otras tantas cabezas de dicho producto, para impedir que la enfermedad entre en la sangre a través de la piel.

Para mejorar el aire de una habitación

Téngase en ella flor de geranio.

ഇറ

Quémense hojas secas de laurel dentro de una sartén. Es también un buen remedio contra el constipado.

Contra las infecciones localizadas

Úntese un ungüento, preparado de la manera que sigue: cójanse unos cuantos trozos de corteza de saúco, elimíneseles las capas exteriores y, cortados en trozos pequeños y finos, fríanse en una sartén a fuego lento, con aceite de oliva. Cuando hayan rezumado todo el jugo, sáquense de la sartén y al líquido restante añádasele un poco de cera virgen. Deposítese en un bote o recipiente similar y, cuando se haya enfriado y solidificado, estará listo para su uso.

soca

Otro emplasto para curar infecciones se prepara con los ingredientes que siguen: el sebo de un riñón de vaca, 400 gramos de manteca de cerdo, 500 gramos de resina, 500 gramos de cera virgen, un litro de aceite de oliva, y kilo y medio de hierba gallera *(Sedum telephium)*. El sebo, la manteca y la resina pártanse en pequeñas porciones, al igual que las plantas medicinales, estas con hojas y tallos incluidos. Todo ello póngase en una gran olla al fuego. Cuando entre en ebullición déjese a fuego lento hasta que se derritan totalmente todos los ingredientes, incluidas las hierbas. Fíltrese después y exprímase a través de un trapo blanqueado con lejía, y deposítese en una sopera, estando limpio aún el contenido, con papel plastificado, y anúdese con un cordel. Cuando se haya enfriado, adquirirá el producto una consistencia dura y aceitosa y color marronáceo. Puede prepararse en cualquier época del año. Aplíquese sobre la zona afectada con un trozo de sábana, previamente lavada con lejía, doblada y puesta sobre el fuego para que se derrita lo suficiente. Deposítese encima una compresa o algodón y véndese. Renuévese la cura cada veinticuatro horas, o dos veces al día si la lesión supura.

soca

No disponiéndose a mano de nada mejor, aplíquese sobre la parte afectada agua en la que se hayan cocido ajos.

Contra el cólera

Lo mismo que contra una fuerte diarrea: bébase zumo de limón puro en grandes cantidades.

soca

O cómanse muchos ajos y cebollas.

Contra el tifus

Una recomendación contra el tifus que, desde antaño ha dado muy buenos resultados, consiste en beber, durante cuarenta días seguidos, y en ayunas, un vaso de agua fresca azucarada.

છબ્ય

Antiguamente se creía que los higos eran perjudiciales, y que podían transmitir la enfermedad del tifus, pues se observó que esta tendía a desarrollarse en septiembre y en octubre, cuando maduran los higos, pero no parece haber ningún tipo de relación entre ambas cosas.

છબ્ય

El mejor remedio natural contra el tifus, si nos fijamos en las abundantes pruebas que de su bondad tenemos, consiste en colocar un gran balde de agua hirviendo, poner una silla en el centro del balde, sentar desnudo en ella al enfermo y, a pesar de que tenga fiebre alta y diarrea, cubrirlo con una manta. Cuando el enfermo sude más, a causa del calor y de la fiebre, sáquesele de allí y métasele en una bañera de agua fría. Sáquesele poco rato después y al día siguiente experimentará una clara mejoría. Lo más normal es que le broten unas tumoraciones en la espalda y en las piernas, que se abrirán espontáneamente poco después expulsando un líquido oscuro, como de sangre, con el que se le irá la enfermedad.

Cuando hay sarampión

Lávese todo el cuerpo del paciente con cocimiento de malva o de salvado de trigo de harina.

છબ્ય

Lávensele los ojos al paciente con agua con sal.

છબ્ય

Manténgase al paciente bajo el colchón de la cama. Este tratamiento es apto, igualmente, para casos de viruela.

છબ્ય

Indistintamente para enfermos de viruela o sarampión, es la conveniencia de que permanezcan envueltos en sayas rojas. La terapia quedará reforzada si en la habitación donde se encuentre luce tan solo una luz, igualmente roja.

ക്കരു

Dénsele de beber al enfermo infusiones de flor de saúco, muy endulzadas.

Contra la escarlatina

Si se le cortan algunos pelos de la cabeza al paciente y se le dan a comer a un burro, mezclado con su alimento habitual, será el animal quien cargue con la enfermedad.

Contra la fiebre

Elíjase, o combínense, cualquiera de los procedimientos siguientes: ingerir una o varias copas de ponche, friccionar fuertemente el cuerpo con ortigas o introducir al paciente en una bañera u otro recipiente con agua fría.

ക്കരു

Friéguense las piernas del paciente, de rodilla para abajo, con agua caliente mezclada con cenizas.

ക്കരു

Bébanse infusiones de tallos de ortigas.

ക്കരു

Si la padece un niño de teta, colóquensele los calcetines humedecidos con vinagre.

ക്കരു

Ante una fiebre muy alta, tampoco se despreciaba en otro tiempo un remedio consistente en envolver al paciente con una sábana empapada en agua fría.

ക്കരു

También es muy bueno ingerir cocciones de argáfita, tomillo, ruda, un tipo de helecho conocido como tostonera canaria *(Adiantum reniforme)* y siempreviva *(Gom-*

phrena perennis), no como afrodisíaco sino para la fiebre. Es remedio canario.

❧

Ideales resultan aplicar cataplasmas de mostaza en la planta de los pies.

❧

Métase una rana en una caja de cartón, póngase sobre el ombligo del afiebrado, amarrada la caja con una venda o con esparadrapo del que venden en las farmacias, dejándose todo puesto allí durante dos horas. Repítase la operación mañana, tarde y noche. Las ranas acaban muriendo con el calor de la fiebre que absorben, y el enfermo sana.

❧

Pónganse patatas crudas y abiertas sobre la frente.

❧

O quémense eucalipto o laureles en las casas, cuando alguien padezca de fiebre. También vale para la gripe.

❧

Pónganse tres dientes de ajo machacados en un trapito, con unto de cerdo hervido en vinagre. Esta pasta se frota luego en el pecho del afiebrado. Vale también contra la gripe y la pulmonía, males que causan mucha fiebre.

❧

Dense al paciente baños de agua fría, y hágansele tomar muchos vasos de agua, manteniéndolo abrigado si es tiempo de fríos, o desnudo si hace calor.

❧

Son excelentes también las tisanas de hinojo y la aplicación de lavativas de agua y aceite.

❧

Bébanse infusiones de borraja.

❧

Tómense cocimientos de corteza de saúco pulverizada.

๛

Ideales resultan también los cocimientos de raíz de malvavisco, e ingerir semillas rojas de asfodelo *(Asphodedus
fistulosus).*

๛

Vienen muy bien los masajes en el pecho con manteca
salada.

๛

Si además de fiebre tiene escalofríos el enfermo, frótesele el pecho y la espalda con ortigas.

๛

O úntese al paciente todo el cuerpo con ajos y póngasele en los pies un ladrillo caliente.

๛

Tratándose de un enfermo de muerte, en estado febril,
ábrase un conejo vivo en canal y colóquese sobre la
cabeza del enfermo a modo de cofia.

๛

Si lo que se pretende es preservarse de la fiebre durante
todo un año, ate el interesado su brazo izquierdo a un
árbol, antes del alba, rece tres Padrenuestros y tres
Avemarías, y luego retire el brazo, dejando la ligazón
detrás del árbol. De ese modo, las posibles fiebres ataca-
rán al árbol y no a la persona.

Contra las fiebres tercianas

Bébase un vaso de vino al que se haya añadido el polvillo resultante de limar las uñas. Sirven, indistintamente,
las del paciente o las de algún allegado… Por cierto, en
Puerto Rico se tiene al polvo de uñas por afrodisíaco y
se utiliza para echar en bebidas, preferiblemente alcohólicas, antes del acto sexual o coito.

๛

Beba el paciente la orina procedente de una mujer virgen o de un niño. El mismo remedio se emplea contra
la ictericia.

৪০০৪

Quien padezca de fiebres tercianas o cuartanas, provéase de una varita, mejor si es de adelfa, y salga al alba hasta una encrucijada de caminos, por los que nadie antes que él haya pasado ese día. Trace con la varita una cruz en el suelo y diga: "Calenturas traigo, / Calenturas tengo. / ¿Quién me las compra? / ¡Yo no las quiero!" Arroje luego la varita y eche a correr, sin volver la vista atrás. Quien coja la vara cargará a partir de entonces con las calenturas. Se asegura que el remedio se verá reforzado si a la varita de adelfa se le practican en la corteza nueve cortes transversales, agrupados de tres en tres.

৪০০৪

Levántese de la cama el tercianario al toque de media noche y, a oscuras y a tientas, diríjase al pozo de su casa, o al del vecino, y arroje un puñado de sal de la que previamente se habrá provisto. Al lanzarlo, diga lo siguiente: "San Crispinito, / San Crispinón, / tercianas traigo, / tercianas son. / Aquí te las dejo / que no las quiero yo". Retorne a su dormitorio del mismo modo que al salir, pero sin volver la vista atrás y sin pisar donde pisó antes. Repítase la operación tres noches consecutivas.

৪০০৪

Amase el afectado una torta con aceite de oliva, colóquesela durante un buen rato debajo del sobaco, y désela a comer a los perros. Los animales cogerán fiebre, pero él sanará.

৪০০৪

Acuéstese el enfermo de calenturas pensando en su enfermedad, sin cambiar palabra con nadie durante toda la noche. Después de la una en punto de la madrugada, del día en que no le corresponda la fiebre, y antes del amanecer, levántese y salga al campo en busca de un zarzal, procurando no encontrarse con nadie, o si eso sucede, absteniéndose de saludarle. Ya ante el arbusto, se descubrirá respetuosamente la cabeza, si va tocado con sombrero, gorra o boina, y el gabán, capa o pelliza, y dirá con fervor: "Dios te guarde, zarzamora. / Ven con Dios en esta hora. / Llego a ti por un vestido / de tus blanquiverdes hojas, / pues que nadie como tú / puede darme la *saló*". Tras decir esto, coja tantas hojas del zarzal como calenturas lleve sufridas, con cuidado de que sean nones, y retornará a su casa por distinto camino al empleado para venir, con el dorso de la mano donde lleve las hojas apoyado en la espalda, rezando un Credo por cada hoja y soltándolas una a una después, sin, por nada del mundo, volver la vista atrás.

Envenenamientos y mordeduras

De bicho malo líbrete tu propia mano, o lo que es igual, cuando un animal te muerda, acude rápidamente a aplicarte lo que aquí se te recuerda, pues de no hacerlo, acaso te vayas pudriendo y acabes más jodido que puta por rastrojo o que perro sobre hielo, cuesta abajo y sin patines.

Contra el veneno en general

Hasta recibir los primeros auxilios, o no disponiéndose de nada mejor, bébase leche cruda en abundancia.

※⊃⊂※

Pónganse siete dientes de ajo en un recipiente, con el agua que cabe en un vaso. Cuézase todo hasta que se reduzca su volumen a la mitad. Bébase en ayunas el líquido resultante. Este remedio es ideal contra los envenenamientos provocados por animales.

Contra la rabia

Según una tradición antigua, los ajos sembrados el día de Navidad y recogidos el día de San Juan tienen la misma virtud contra la rabia que el pan de la Nochebuena.

※⊃⊂※

Lo cierto es que los ajos son un buen remedio contra la rabia o hidrofobia, tomados crudos o frotados por el pecho y el cuello de quien haya sido mordido por un perro rabioso.

※⊃⊂※

Bébase agua con sal. Lo mismo hay que dar a los perros rabiosos.

※⊃⊂※

Tome el afectado en ayunas, durante nueve días seguidos, nueve cucharaditas del siguiente preparado: en una olla, hiérvanse en cerveza seis onzas de ruda machacadas, a la que se añadirá ajos, triaño y raspaduras de estaño.

※⊃⊂※

Cuando se le presente una persona mordida por un perro rabioso, haga el saludador freír aceite y unte con sus dedos la herida. El paciente sentirá dolor, pero el saludador, por el contrario, ni el más mínimo. Sople después sobre la mordedura, así como sobre un zoquete de pan, que habrá de comerse el paciente.

Contra las mordeduras de perro

Un antiguo remedio manda curar la mordedura de un perro, o de cualquier otro animal, poniendo sobre la herida pelos de la cola del agresor.

க்கூ

En caso de sufrir una mordedura, cómanse de inmediato muchos ajos crudos para depurar la sangre. Cuenta la tradición el caso de un joven, mordido por un perro rabioso, que fue encerrado por sus padres en la cocina de la casa con intención de dejarlo allí hasta que se curase. Tardó poco en salir, pues se comió un par de ristras de ajos que había colgadas en la pared, y sanó. La misma tradición advierte que dichos ajos han de haber sido sembrados por Nochebuena y recogidos antes de la salida del sol el día de San Juan.

க்கூ

Tómese un buche de aceite caliente y háganse gárgaras, sin tragarlo. Escúpase acto seguido el aceite sobre la mordedura del animal.

க்கூ

Pónganse ortigas en cocimiento y, una vez ablandadas, colóquense en la mordedura apretándolas con un pañuelo o con un trapo.

க்கூ

O frótese la zona de la mordedura con ajos o, mejor, córtense estos en rodajitas y aplíquense sobre la herida, cubriéndola seguidamente con una venda.

க்கூ

O frótese la mordedura con una mezcla hecha, a partes iguales, de cola de pescado y alumbre, fundido todo en vinagre natural.

Para las mordeduras de víbora

Son muy buenos los emplastos de corteza de aliso.

Tómese un cuchillo y háganse dos cortes en la mordedura, para que sangre el veneno. Métase la parte herida en el agua de un río, sin sacarla hasta pasada al menos media hora.

Póngase sobre la mordedura de la víbora el ano de un pollo vivo, que actuará como ventosa extrayendo el veneno.

Aplíquese emplasto de ajos, aceite y raíces de fresno sobre la mordedura.

Cúbrase la mordedura con excremento de buey o con boñiga de vaca. Después de media hora, lávese muy bien la parte herida.

Para las mordeduras de culebra

Si se lograr matar a la culebra, córtesele tres dedos de rabo y frótese con él la mordedura. El mismo efecto se consigue si se restriega la lesión con la cabeza machacada del reptil.

Sájese la herida con un cuchillo y extráigase la mayor cantidad posible de sangre.

Espolvoréese la herida con cristal muy machacado de botella negra.

Bébase agua de malvas. Luego ablándese una hoja de tabaco en aguardiente fuerte y póngase en la herida. Añádase un pedazo de llantén desmenuzado en un mortero. Después désele a beber al mordido el líquido resultante de todo ello.

෫ාශ

Inmediatamente después de producirse la mordedura, récense veinte Salves, numerándolas una por una en voz alta. Seguidamente, aplíquese un emplasto con mucho ajo, aceite tibio, raíz de fresno, adormidera y escrofularia. Cúbrase todo ello con excremento de buey y sujétese con un trapo. Se observará que muy pronto comenzará a purgar la herida.

෫ාශ

Al presentarse el curandero ante el mordido, rece lo siguiente: "Oh María, yo te ofrezco siete salves en nombre de…" –aquí dirá el nombre del paciente–. Rece dichas salves haciendo la señal de la cruz al empezar y al terminar la quinta y la séptima. Repita la operación a la misma hora el día siguiente, pero haga la segunda cruz al terminar la cuarta Salve. Haga el tercer día lo mismo que el primero. Cada día, terminados los rezos, aplique sobre la herida un emplasto de aceite, ajos y raíces de fresno.

෫ාශ

Récese de inmediato, sin interrupción ni distracción, el Credo en sentido inverso.

Contra las picaduras de insectos

Para evitarlas, frótese el cuerpo con hojas frescas de ajenjo, conocida en muchos lugares como abscenta *(Artemisia absinthium)*, de marrubio negro *(Ballota nigra)* o de hierba mora *(Solanum nigrum)*.

෫ාශ

Pónganse en las picaduras fomentaciones frías de agua, alcohol, amoníaco o vinagre

ဆာင

Si la picadura es de abeja, extráigase el aguijón y hágase sangrar la herida.

ဆာင

Si pica este mismo animal, frótese la lesión con puerros frescos, mejor si es con la parte blanca de los mismos.

ဆာင

Es muy bueno, tanto para las picaduras de avispa como para las de abeja, orinar sobre la zona picada.

ဆာင

O úntese la lesión con ajos majados en miel. Primero aplíquense los ajos y luego la miel.

ဆာင

Póngase sobre la herida agua con lejía.

ဆာင

No teniendo nada mejor a mano, frótese con tierra la picadura.

Contra la picadura de alacrán

Atrápese al animal, píqueselo en pedazos muy pequeños y aplíquese sobre la picadura.

ဆာင

Si el animal logra escapar, muérdase o córtese un poco de la piel del picotazo, y chúpese hasta extraer todo el veneno.

ဆာင

Otro remedio, si no se ha logrado atrapar al escorpión, es colocar sobre la herida un trozo de piel de cerdo.

ဆာင

Colóquense brasas en un plato, añádaseles unas gotas de aceite de oliva y ahuméese con todo la picadura.

ဆာင

En muchos lugares donde hay alacranes, suelen atraparse y hervirlos en aceite. Con dicho aceite, posteriormente podrán curarse no solo las picaduras de escorpión sino también las de arañas, abejas y otros insectos, además de servir para aliviar los más variados dolores. Conocimos hace varias décadas a un curandero de Guadix (Granada), expertísimo en la elaboración de un aceite de alacrán, con una fórmula secreta, solo por él sabida, que, aplicado en forma de manteca, incluso servía para aliviar determinadas dolencias propias del sexo femenino.

Contra las picaduras de peces

Quien se clave una espina de pez, introduzca la parte afectada en amoníaco. Golpéese seguidamente con un palo el lugar donde esté alojada la espina, a fin de extraerla o expulsar la mayor cantidad posible de sangre. Complétese el tratamiento ingiriendo agua de mar.

ଚୈଓର

O sangre el miembro afectado o introdúzcalo en agua con lejía.

Contra la picadura de la araña de mar

Cauterícese la zona afectada con un hierro candente.

ଚୈଓର

Quítese con la punta de un cuchillo la baba negra que deja la picadura y ráspese la zona con un cuerno de chivo.

Contra las picaduras de ortigas

Un remedio infalible para que las ortigas no piquen, y bien sencillo por cierto, consiste en aguantar la respiración cuando han de tocarse, arrancarse o manipularse.

ଚୈଓର

Pero sí pese a esta precaución acaba por picarnos, estriéguese con menta la zona afectada.

Los traumatismos

Si te pegas un porrazo, cuídate pronto y no seas de cabeza un mazo, pues no tener ideas ni recursos a veces es malo, ya que te quedas roto, fané y descangallado, que dice un famoso tango. Hay tantas cosas con qué curarse en estos casos, que no hacerlo, más que abandono, es incuria de cascajo, cabezonería de mental tulliduría.

Para evitar accidentarse al tener que saltar

Recítese antes de dar el salto: "Salto, salto, de un pajar; si me rompo la cabeza, Dios me la curará".

ഇൽൽ

O tomar tomas las precauciones debidas, pues, ya se sabe: A Dios rogando, pero con el mazo dando, que recuerda el refrán popular. O, lo que es lo mismo: Reza, pero no dejes de remar.

Contra las inflamaciones localizadas

Bátase vino, aceite y azúcar y aplíquese la mezcla resultante, con un algodón, sobre la zona afectada.

ഇൽൽ

Báñese la región lesionada con agua cocida con sal, aplicando a la vez vigorosos masajes.

Contra la tortícolis

Cuando el afectado se quite los calcetines o las medias, antes de irse a dormir, deje vuelto o vuelta del revés la correspondiente al pie izquierdo.

ഇൽൽ

Frótese la parte dolorida con un trozo de lana roja muy caliente.

Contra las hemorragias de las heridas

Aplíquese hollín y pavesas de paños quemados sobre la herida.

ഇൽൽ

Póngase bajo un chorro de agua fría la herida.

కా⊃ర

Si la herida no es muy considerable, aplíquese directamente sobre ella tela de araña.

కా⊃ర

Si la herida se produce en alta mar y no se dispone de nada mejor a mano, quémese con vino y coñac y cúbrase con un pañuelo.

కా⊃ర

Si no se dispone ni aun de eso, orínese sobre ella.

కా⊃ర

Contra las hemorragias va muy bien, igualmente, aplicar hielo sobre la herida.

కా⊃ర

Aunque dicen que lo mejor es sin duda que la lama un perro, que sacará la mala sangre del cuerpo del paciente; sin embargo, ha sido creencia que el animal acabaría contrayendo la rabia.

Para que una herida cure bien

Cúbrase con grasa sin sal, sobre la cual ha de colocarse una hoja de las que se crían en los zarzales próximos a los riachuelos. En su defecto puede utilizarse una hoja de higuera. Preciso es evitar, para que el tratamiento surta efecto, la cercanía del mar.

కా⊃ర

Para que cicatrice bien una herida, lávese con agua en la que se hayan cocido ajos. Añádansele unas gotas de limón. Aplíquesele mercromina y, sobre esta, una hoja de lechuga untada con el mismo producto. Sujétese todo ello con un apósito o venda.

కా⊃ర

Para que no vuelva a producirse una herida en el lugar donde ya hubo otra, úntese la primera con la molleja de un cabrito todavía caliente, y a su vez calentada al fuego.

Contra las heridas infectadas

El procedimiento conocido como agua de marcadora consiste en poner a hervir agua en un puchero de barro, lleno hasta casi el borde. Introdúzcanse en él tres hojas de laurel y doce piedrecitas blancas, de las llamadas de sal, abundantes en las orillas de arroyos y regatas. Cuando el agua está hirviendo, vuélquese en una cazuela de barro ancha, en el centro de la cual se colocará el puchero boca abajo, evitando que salgan las piedras y las hojas de laurel. Sobre el culo del puchero colóquense unas tijeras, un cuchillo y un peine cruzados. Sobre todo ello manténgase el miembro afectado, cubierto con un trapo, por espacio de unos diez minutos. Ha de repetirse la operación hasta lograr la curación. Algunos han solido añadir al agua a hervir, nueve trocitos de teja, e incluso unos cuantos ajos. Si el tratamiento falla, recúrrase al cocimiento de rosa centifolia o de cien hojas, o bien al emplasto preparado con un litro de vinagre y un cuarterón de polvo.

෨෬

Bueno es también exprimir, directamente sobre la lesión infectada, gotas de la savia de la celidonia.

෨෬

Si una herida se ulcera, cúbrase con miel y enróllese con una venda.

Para curar cualquier herida o rozadura, infectada o no

Fríanse diez cabezas de ajo en media libra de aceite, los cuales han de ser retirados en el preciso momento en que este entre en ebullición. Añádanse seguidamente seis onzas de cera virgen y polvos de minio. Cuando la cera se haya derretido, el ungüento negro resultante estará listo para su uso. Aplíquese directamente sobre el punto afectado. Consérvese en una lata lo que sobre.

Para curar llagas

Lávense las lesiones con agua en la que haya hervido romero.

ഇൗൽ

O con cocimientos de bistorta *(Polygonum bistorta)*.

Contra los moratones

Colóquese sobre el cardenal un pedazo de papel de estraza, humedecido y espolvoreado con azúcar, y pronto se observarán efectos positivos.

Para atajar la gangrena

Lávese la zona afectada con infusiones de ortiga.

ഇൗൽ

O de clavelina de marte, conocida también en algunas zonas como "hierba de las úlceras".

ഇൗൽ

Si el mal era interno, antaño se aplicaban sanguijuelas para eliminar la sangre corrompida.

Contra los esguinces

Cualquiera los tiene de vez en cuando, por lo que todos sabemos cuan dolorosos resultan. Antiguamente se creía que los padecían más las mujeres menstruantes, por causa de una supuesta debilidad en sus miembros, pero ya sabemos que no. Cualquiera puede sufrir una torcedura, aunque ni corra ni haga deporte. Basta con subir o bajar descuidadamente el bordillo de la acera.

ഇൗൽ

Para la tradición mágica, el esguince se curaba uniendo las partes separadas, por lo cual se recomendaba tomar una aguja de coser que habría de atravesar tres veces un hilo suelto en alguna tela.

ഇൗൽ

Se recomendaba también dar al lesionado tantas fricciones en la zona dolorida como años tuviera. Y doblar un delantal limpio sobre el miembro dolorido; alguien decía el Credo al revés, u otra oración, y después el enfermo debía dar tres vuelta a un nogal, de izquierda a derecha.

☙❧

Otra de las más antiguas tradiciones manda poner en una vasija unas cuantas brasas de fuego. De las hierbas bendecidas el día de San Juan se hacen unas cuantas bolitas, que se echan cinco veces al fuego, diciendo cada una de ellas, mientras se expone al humo la zona dolorida: "Por la virtud del Espíritu Santo, sé curado".

☙❧

Más eficaz parece, sin embargo, poner sobre la zona afectada un emplasto hecho con harina de salvado de trigo, huevos y vino.

☙❧

Aplíquense en la zona afectada cataplasmas de árnica. Pueden resultar dolorosas hasta acostumbrarse, pero son excelentes para combatir los dolores que provoca una torcedura, un golpe o cualquier contusión.

☙❧

Contra los golpes, dense masajes con manteca no salada, en la parte afectada.

☙❧

Úntese miel de abeja caliente en la parte afectada, y véndese.

☙❧

Tal y como hacen los futbolistas, sujétese una bolsa de hielo sobre la parte dolorida. Después, acúdase al componedor de huesos o petriquillo, o guárdese absoluto reposo.

☙❧

No conviene tomar leche durante los días en que se guarde reposo por una lesión de esguince, para evitar la acumulación de ácido úrico.

☙❧

Masajéese con aceite de oliva y menta macerada en él, la parte afectada.

☙❧

Póngase paños de vino tinto caliente sobre la lesión, pues el tanino del vino reabsorbe la ón. Los paños de vino caliente, por cierto, son un remedio muy bueno también para el dolor muscular del cuello y de la espalda.

☙❧

Veamos un famoso método vasco para reducir un esguince. En caso del que paciente presente una torcedura en el tobillo, comience el curandero recitando: "Santa Águeda gloriosa, dame gracia para volver a su sitio los huesos y las carnes". Tome a continuación entre sus dedos, unos 10 centímetros de tira de boina y con ella haga nueve cruces en distintos puntos de la zona afectada, recitando rítmicamente la siguiente fórmula: "Vena traccionada, vena lesionada, vena métete en tu sitio". Dicho esto, rece tres Padrenuestros y tres Avemarías. Por último, coloque sobre la zona afectada un trapo empapado con aceite y vino y ordene reposo absoluto al afectado, manteniendo el pie estirado y apoyado sobre una banqueta o una silla. Repita la operación tres días seguidos. En caso de no apreciarse mejoría, caliéntese agua de mar, empápese un trapo y aplíquese sobre la lesión. Aunque sirve el agua potable con sal, es menos efectiva.

Para curar una torcedura

Si lo torcido es un pie, búsquese a una viuda que se ofrezca a una curación bien sencilla. Pero ha de tratarse de una mujer seria, no sirviendo las que no contemplen este requisito. Conseguido esto, colóquese en el suelo el pie lesionado, pase tres veces la viuda sobre él, apoye su talón sobre el mismo y hágalo girar apretando hacia abajo con fuerza. No deberá amedrentarse ni dejarse ablandar por los gritos del paciente, pues de lo contrario el método no surtirá efecto.

Para curar las dislocaciones y distensiones

Acérquese el afectado a una fuente que no se seque nunca y recoja nueve piedrecitas. Con cada una de ellas haga una cruz sobre el punto afectado y recite: "Estas piedras y estos huesos, / vuélvanse a su lugar, / como el agua de esta fuente prial / corrí pal mar". Es remedio asturiano.

ଞ୬ଓ

Junte la curandera o curandero nueve piedras, tomadas de los goterales de un hórreo –no sirven las de panera u hórreo de seis patas–. Tome una de las piedras y trace un semicírculo sobre la parte afectada, de arriba a abajo y luego en sentido inverso, y recite: "Corda saltada, / corda cabalgada, / que na carne fuege criada, / da carne pasáchete al hoso; / vólvete al tou llugar, / como Jesucristo al sou altar". Repítase la operación con cada piedra y durante tres días. Es otro remedio asturiano.

ଞ୬ଓ

Si de reducir una distensión muscular se trata, dé un buen masaje el curandero sobre la parte afectada del paciente. Coloque después esta sobre un puchero donde se hayan cocido hojas de muérdago, para que reciba el vaho. Vende convenientemente la región lesionada y acueste al paciente bien arropado para que sude.

ଞ୬ଓ

Para curar el mismo problema, enhebre el curandero en una aguja una hebra sin anudar de alguna prenda de vestir del paciente. Es preferible que se trate de un calcetín, independientemente de en qué parte del cuerpo se haya producido la distensión, pues así se logra mayor efecto curativo. Atraviésese dicha hebra en la prenda, un número impar de veces, y diga al mismo tiempo el sanador: "Tendón estirado, tendón rasgado, el tendón entra en su sitio". Termínese la operación con el rezo de un Padrenuestro y Avemaría, o de un Credo. Si se pretende obtener mejores resultados, récense tales oraciones de atrás adelante. También refuerza la acción terapéutica envolver la parte afectada con un trapo, previa fricción con llantén empapado en aceite. Es un remedio tradicional vasco.

Para aliviar las contusiones

Aplíquese en el miembro afectado agua salada muy caliente o casi en ebullición.

Contra las fracturas de huesos

Una primera cura consiste en cubrir el miembro fracturado con un emplasto de salvado de harina de trigo, huevos y vino. Seguidamente, póngase el paciente en manos de un curandero o de un médico.

Para extraer espinas clavadas

Colóquese sobre la zona afectada hiel de cerdo.

Si uno se clava una púa de espino

Para que se cure la herida producida por la púa de espino bravío o endrino, es necesario que el afectado le pida perdón al arbusto.

∞∞

Pero quizás dé mejor resultado hacer lo mismo que antes: poner hiel de cerdo para que ablande la piel, abra el poro y salte la espina.

Contra las quemaduras

Póngase rápidamente lejía sobre la zona quemada.

∞∞

Póngase pasta de dientes.

Córtense rodajas de patata nueva y aplíquense sobre la quemadura. Además de aliviar el dolor, así se evitan que salgan ampollas.

Parecido efecto puede conseguirse aplicando sobre la lesión sal o bicarbonato.

Córtense ajos en cantidad, macháquense bien, écheseles aceite y póngase todo en un emplasto sobre la parte quemada.

Tómese un puñado de dientes de ajos, macháquense, pónganse a hervir y cuando estén en ebullición quítese el aceite y añádase cera virgen. Hágase una pasta y póngase esta en la quemadura.

Si no se tiene nada mejor a mano, úntese la zona afectada con aceite, a ser posible de oliva.

Manténgase la zona lesionada cerca del fuego el mayor tiempo posible, a fin de que no salgan ampollas. Lo mismo se consigue aplicando sobre la quemadura estiércol de vaca. Después cúbrase con manteca no salada y véndese.

Recójase nieve en una botella y guárdese bien cerrada. Aplíquese esa agua sobre las quemaduras cuando menester sea.

Si ha dado en exceso el sol en la cabeza y ha producido insolación, colóquese un vasito de agua boca abajo, sobre un trapo y presiónese sobre la cabeza hasta que el calor sea absorbido por el agua.

O sumérjanse los pies en un barreño con agua muy caliente mezclada con ceniza y salvado. También es excelente remedio contra las menstruaciones dolorosas.

৪৩৫৫

Si la quemadura la ha producido leche, aceite o agua hirviendo, píntense las lesiones con tinta negra, valiéndose de un pincel.

Contra las quemaduras producidas por el sol

Tritúrese un tomate y mézclese con dos cucharadas de bicarbonato. Extiéndase sobre la piel quemada y déjese reposar media hora.

৪৩৫৫

Parecido resultado se consigue con el zumo de melón, mezclado con aceite de oliva.

৪৩৫৫

Úntense las zonas quemadas con vinagre, pero sin apretar demasiado al frotar.

Contra la congelación

Cuando un miembro sufre síntomas de congelación, sumérjase en agua a la que antes se le hayan echado brasas ardientes.

৪৩৫৫

También sirve el agua con sal y pimiento rojo.

Contra los calambres

Mójese el afectado con saliva el dedo índice de la mano derecha, trace con él una cruz en la parte atacada y frótela después.

৪৩৫৫

Frótese la zona afectada con agua de romero o con tuétano de vaca.

৪৩৫৫

Según un remedio gallego, los calambres desaparecen si se bendicen tres veces con una hoz vieja, en cuyo filo se han derramado unas gotas de sangre de culebra, mezcladas con sangre de murciélago.

෨ඏ

Si el calambre se produce en una pierna, písese algo frio con el pie descalzo.

෨ඏ

Para evitar el calambre, ándese de espaldas durante un rato.

෨ඏ

Un remedio castellano para evitar el molesto calambre consistió en colocar una pastilla de jabón casero entre el colchón y las sábanas de quien temía padecerlo.

෨ඏ

Colóquese un imán en la parte inferior de la cama de quien los padece, con las puntas dirigidas hacia los pies del mismo

Para sacar una astilla clavada

Para curar una herida causada por astillas, o para que salga una astilla clavada, póngase en la zona piel de culebra untada con aceite.

Para curar los hematomas

Frótese la zona del moratón con un algodón empapado en vino, aceite y azúcar, previamente batido todo ello.

෨ඏ

Cuézase agua con sal y aplíquese sobre la zona amoratada con un fuerte masaje.

Para ablandar los panadizos

Esos molestos abscesos que aparecen en las extremidades de los dedos se curan muy bien. Por ejemplo, se ablandan metiéndolos en pan mojado en leche.

෪ඁ෬

Úntese el panadizo con ajos o frótese sobre el absceso una cáscara de limón.

෪ඁ෬

Quémese una cebolla, échesele aceite y frótese con ella la zona dolorida de la ón.

෪ඁ෬

Pónganse hojas de laurel sobre el panadizo, tres a ser posible.

෪ඁ෬

Mejor si mientras le son colocadas sobre la zona afectada se santigua dicha zona con cada hoja de laurel, al tiempo que el paciente reza un Credo.

෪ඁ෬

Métase el dedo enfermo en hiel de cerdo, previamente puesta a templar.

෪ඁ෬

Elabórese un emplasto con vino, aceite, manteca, linaza, ajo cebolla y meollo de cuajo. Póngase todo sobre el panadizo

෪ඁ෬

Pero seguramente este es el remedio más tradicional de todos: échese agua en un puchero, viértase después el agua en una vasija, cuando ya está templada. Dentro de la vasija póngase bocabajo el puchero y encima de este un peine; encima, dos ramas de laurel en forma de cruz, y encima de esto unas tijeras abiertas, también en forma de cruz. Encima de todo ello póngase el dedo con el panadizo.

Contra el ahogamiento

Si alguien está a punto de morir ahogado, colóquese cabeza abajo y aplíquenle en el pecho emplastos calientes.

El cáncer

Aunque con todos los reparos del mundo, se recoge aquí algún remedio contra distintos tipos de cáncer que, sorprendentemente, dieron resultado positivo. No quiere ello decir que sea conveniente ensayarlos sin más ni más, pero bien es cierto que la esperanza, sobre todo cuando la medicina oficial falla o no llega, es lo último que tiene que perderse.

Contra el cáncer de piel

La medicina oficial hoy ya parece estar en condiciones de dar algunas esperanzas de solución para este mal. Sin embargo, hasta hace una veintena de años, al parecer lo curaba una curandera canaria de La Palma, según el siguiente remedio, que guardó en secreto mientras vivió: prepárese una pomada con pasta de arsénico y miel de abeja. Apliquese la pasta sobre la lesión y déjese en ella durante veinticuatro horas. Lávese después con agua de malva, y repítase la operación cada ocho días. Prepárese seguidamente una pomada con cera virgen, bálsamo y aceite de oliva, que ha de cocerse hasta que quede espesa. Colóquese en la herida a modo de cataplasma, repitiendo la operación dos veces al día, hasta levantar la costra. Si la herida es especialmente rebelde, caliéntese la pomada en una concha de lapa y apliquese en la herida. Repítase el ciclo cada ocho días, hasta que la herida se cure.

Contra un tumor cancerígeno localizado

Si se tiene un tumor cancerígeno localizado y abierto, colóquese en la zona afectada, diariamente, un pedazo de carne fresca. Al parecer, todavía da mejor resultado colocar en la herida un sapo vivo que coma la parte enferma.

›‹

Si se tiene un tumor en una extremidad, y quiere saberse si es benigno o no, consígase un envase de madera, de los utilizados para vender arenques, y practíquensele varios agujeros en su base. Enciérrense dentro a dos sapos y tápese el recipiente, que luego se colocará sobre la parte dañada, sujeto con una venda. Si al día siguiente los sapos continúan vivos, el paciente sanará. No así si los animales aparecen muertos.

Los problemas propios
de la mujer

Aquí no diremos más: Para un buen futuro, hay que parir sobre seguro

Para una menstruación sin problemas

Si las menstruaciones son irregulares o dolorosas, tómense infusiones de raíz de perejil, pero fuera de las comidas.

ৡৣঌ

O infusiones de hierba lombriguera, también llamada tanaceto *(Tanacetum vulgare)*.

ৡৣঌ

Si la regla se retrasa, ingiéranse dos infusiones diarias, fuera de las comidas, de hinojo marino *(Crithmum maritimum)*.

ৡৣঌ

También ha servido para regular los ciclos menstruales el aceite de artemisa.

ৡৣঌ

Muchas mujeres tienen por costumbre vendarse un tobillo mientras les dura la menstruación, ante la creencia de que durante este período los huesos se debilitan, con el consiguiente riesgo de torceduras.

Para aliviar los problemas de la menopausia

Tómense infusiones de dictamo blanco, conocido también como fresnillo *(Dictamnus albus)*, cuando se presenten sofocos.

ৡৣঌ

Ingiéranse productos abundantes en calcio, para fortalecer los huesos. Es creencia popular que durante ese período crítico de la mujer, su esqueleto se debilita y es más propensa a sufrir fracturas óseas, sobre todo de cadera.

Sígase una dieta a base de verduras frescas, combinada con un poco de ejercicio físico.

Contra algunos problemas de las partes femeninas

Contra las hemorragias de útero, introdúzcase en la vagina pedazos de limón agrio, partidos por la mitad, y tapónese la vulva con gasas. Átense los muslos con vendas, para facilitar una mayor presión exterior.

Contra las infecciones vaginales, lávense las partes femeninas con cocimientos de hojas y corteza de roble.

Si lo infectado es el flujo vaginal, tómese la infusión que resulta de cocer cinco o siete hojas de laurel en un cuartillo de agua.

Para evitar la inflamación producida por el prolapso uterino, empápese con un cocimiento de encina. La mejor parte es la telilla que tiene entre la corteza y tronco, o bajo la cáscara de la bellota.

Para propiciar la fertilidad

Este es un antiguo remedio contra la esterilidad: Beba en ayunas, la mujer que no pueda tener hijos, una cucharada de zumo de salvia con un poco de sal, durante nueve días consecutivos. La segunda noche, ase un huevo fresco que esté blando y deshágalo con el peso de un timin o pellizco de aluzema molida *(Lavandula latifolia)*, y revuélvase todo como si fuera sal, ingiéralo cuando se vaya a ir a dormir, no sin antes tomar un poco de simiente de zanahoria con vino bueno. No se tome chocolate mientras dure el tratamiento.

Otro remedio un poco más brutal, correspondiente a la tradición, recomendaba dar a la mujer cuajo de liebre deshecho en agua caliente; si le venían dolores, estaba apta para procrear.

༄༅༅

Más curioso es el remedio consistente en colocar sobre la cama de la infértil unos pantalones pertenecientes a un hombre de probada fertilidad, mejor si se hace la noche de San Juan.

༄༅༅

Para conseguir quedarse en estado de buena esperanza, muchas francesas han ensayado una fórmula consistente en vestir durante una temporada la camisa y los pantalones del marido.

Los abortos

El perejil introducido en la vagina es abortivo. En algunos sitios se han servido de una caña para hacerlo llegar hasta el cuello del útero.

༄༅༅

Igualmente, aunque de menor efecto, ha sido aplicar sobre el ombligo de la preñada un emplasto de perejil machacado con ajo.

༄༅༅

Las infusiones del cornezuelo de centeno son igualmente abortivas, así como los cocimientos de bayas del espino cerval, de rosas malditas o peonía, de grana de zanahoria, dedalera y los bebedizos resultantes de cocer diversas hierbas.

༄༅༅

La ingestión inmoderada de cocimientos de abrótano hembra, se ha tenido tradicionalmente por abortivo, además de altamente tóxico. Por ello, y a pesar del uso popular que se le ha dado, no es recomendable su consumo.

༄༅༅

Igualmente puede provocar un aborto en las embarazadas la ingestión de cocimiento de corteza de raíz de díctamo, conocido también como fresnillo.

ൔൕ

Muy abortivos, y peligrosísimos, son algunos componentes de la ruda, hasta el punto de haber provocado no pocas muertes de embarazadas.

ൔൕ

Y la ingestión de apio.

ൔൕ

Y los cocimientos de milenrama, por lo que no son recomendables durante el embarazo.

ൔൕ

Por el contrario, para evitar sufrir un aborto, algunas embarazadas han tomado infusiones de bistorta *(Polygonum bistorta)*.

Ayudas a la preñada

Para que el embarazo llegue a buen fin, absténgase la preñada de comer hierbas como la ruda, el perejil y el cornezuelo de centeno, que son abortivas.

ൔൕ

Tome mucha fruta e infusiones de flor de tilo, estas antes de irse a dormir.

ൔൕ

Para dar fuerza a la parturienta, tome la interesada infusiones de hisopo *(Hyssopus officinalis)*.

ൔൕ

Si la parturienta tiene sus partes secretas muy secas o estrechas, o su vientre es muy sensible al tacto, preciso es que se le apliquen baños de asiento. Para ello nada mejor que la interesada reciba los vahos resultantes de la decocción de un puñado de granos de lino o de raíz de malvavisco, con la vulva sumergida en el propio líquido. Mejor si lo puesto a hervir se compone de malva, malvavisco, parietaria, mercurial y gordolobo y, mejor todavía, todo ello administrado en dosis de un puñado.

Para facilitar el parto

No hay remedio natural que valga. Lo mejor es llamar a una comadrona experta o llevar a la preñada, cuando le llegue el momento de alumbrar, al medico o, mejor todavía, a una comadrona diplomada. Todo lo demás, será jugar peligrosamente con la salud de la mujer y del hijo que pugna por venir al mundo. Aún así, conozcamos algunos remedios, todos ellos peregrinísimos y ya en desuso, o que deberían estarlo para bien de las futuras madres.

☙❧

Si el parto es especialmente difícil o complicado, apliquese en la vulva y vagina de la parturienta estiércol fresco de caballo, cocido en vinagre o con telas de araña. Aunque suene a broma, este remedio fue usado por un prestigioso médico del siglo XVI, nada menos que con una emperatriz, aunque sin éxito… pues la enferma murió.

☙❧

Cuando comienzan las contracciones, sóbese el vientre de la parturienta.

☙❧

Provóquensele náuseas metiéndole en la boca la oreja de una liebre, mordiéndose su propia trenza del pelo o bebiendo orines de su marido.

☙❧

Para darle fuerzas en el trance de parir, muerda la parturienta un palo entre los dientes, o sople por una botella.

☙❧

O dénsele friegas con tela de muletón, pero que sea de color rojo.

☙❧

También ayuda a bien parir atar a la cintura de la parturienta el extremo de la cuerda de la campana de una iglesia, la cual hará sonar tres veces.

ഇന്ദ

Todos estos remedios se verán reforzados si en la cama de la parturienta se coloca una pieza de hierro.

ഇന്ദ

Se ha creído que, para facilitar la expulsión del niño, era conveniente pisar con el pie el estómago de la parturienta y presionar con los puños en sus riñones.

ഇന്ദ

Creencia extendidísima en media Europa fue la de que ayuda a bien parir que la mujer tenga en el momento del parto alguna prenda masculina sobre su cuerpo, preferiblemente de su marido o del padre de la criatura. Para tal menester se han solido emplear especialmente unos pantalones del cónyuge, que se han extendido sobre el cuerpo de la parturienta. Algunos, llevando más lejos sus precauciones propiciatorias, han considerado imprescindible pasar dichos pantalones nueves veces por el cuerpo de la parturienta, con las perneras hacia arriba, llevarlos luego a la puerta de la casa y golpearlos nueve veces. En algunas zonas, tras apalearlos, incluso mucho más, los pantalones en cuestión, finalmente son quemados.

ഇന്ദ

En algunas zonas de Extremadura, para facilitarle el parto a una mujer le han puesto en dicho trance el sombrero masculino más viejo y ajado que se tenía a mano.

ഇന്ദ

Para evitar que el niño venga de nalgas, rodéese la cintura de la madre con una cinta de seda, anudada a la espalda.

ഇന്ദ

Si la criatura está atravesada, beba la parturienta leche del pecho de otra mujer.

෨෨෬

Si el parto se retrasa, colóquense sobre el vientre de la parturienta dos varas cruzadas de fresno.

෨෨෬

O pélese y májese raíz de lirio, mézclese con miel virgen e introdúzcase en la vagina de la parturienta.

Para expulsar la placenta

Para facilitar la expulsión de la placenta, tome la parturienta un cocimiento de muérdago de avellano.

෨෨෬

Irríguense las partes de la mujer con infusión de malvas.

෨෨෬

Muerda la recién parida un mechón de sus propios cabellos.

෨෨෬

Beba la leche de otra mujer, mezclada con aceite.

෨෨෬

O beba azabache molido mezclado con vino.

Contra las infecciones de la matriz

Remedio que bajo ningún concepto debe ser puesto en práctica, consistió en otro tiempo, si se apreciaba infección en la matriz de la mujer que acababa de parir, en reunir a todas las demás mujeres de la casa y hacerles orinar en un recipiente Con la mezcla de todas las orinas, se le practicaba una irrigación vaginal a la enferma.

෨෨෬

Para que ningún tipo de problema afecte a la puérpera, tras el parto, que la primera ropa que la parturienta vista sea ahumada con laurel verde y granos de trigo.

෨෨෬

Cuando tras el parto duela la matriz, aplíquesele a la paciente, en el bajo vientre, emplastos de ruda machacada con dos dientes de ajo.

೫೦೦೫

Para mitigar los dolores que el parto pueda producir, ahuméense las partes privadas de la parturienta quemando plumas de perdiz o de gallina. El remedio también sirve para cortar las hemorragias de la matriz.

Para amamantar bien

En algunos países de Centroeuropa, como Polonia, Eslovaquia y la República Checa, las recién paridas han bebido cerveza moderadamente, en las comidas y en las cenas, para ganar en teta y en cantidad de leche. Modernamente, esa costumbre se ha venido haciendo extensiva a zonas europeas mucho más meridionales, e, incluso, ha dado el salto a América.

೫೦೦೫

Tome la recién parida caldo de gallina durante los tres días siguientes al alumbramiento, para evitar las fiebres que puede causar la comida sólida.

೫೦೦೫

Beba muchos zumos de naranja y de limón puro, a fin de evitar posibles infecciones.

೫೦೦೫

Ingiera ajo y cebolla en cantidades importantes, por ejemplo con ensalada de lechuga, tomate y patatas cocidas.

೫೦೦೫

Para ganar en leche, tómense hojas verde de hinojo cocidas con vino.

೫೦೦೫

O bébanse infusiones del fruto del eneldo, machacado y pulverizado.

Para retirar la leche

Cuando ya el bebé esté bien amamantado y pueda comer otras cosas, mas a la mujer le siga saliendo leche, a fin de retirársela tome ella agua de raíces de perejil.

ဆၢ

Beba la madre infusión de caña, llevando perejil bajo la planta del pie, dentro del calzado.

ဆၢ

Ingiera infusiones de apio.

ဆၢ

También la ingestión de salvia ha servido para retirar la leche de las mujeres, pero su uso resultó más peligroso que benéfico.

ဆၢ

Pónganse en la espalda de la mujer hojas de berza calientes.

ဆၢ

Pónganse hojas de berza, untadas en manteca no salada, en la espalda de la mujer; sobre ellas, póngase también perejil bien cortado, y sobre los pechos, dos hojas de berza. La leche se detendrá en un solo día.

ဆၢ

Colóquense sobre los pechos de la madre, envueltos en un pañuelo, ajos en puñado, bien machacados y con sal.

ဆၢ

Frótense los pechos de la mujer con manteca de gallina, pero sin sal.

ဆၢ

Otro remedio, tan tradicional como antiguo, consiste en que la mujer dé de mamar a hijos de otras hembras que no hayan tenido leche.

ဆၢ

Antiguamente, en no pocos pueblos las mujeres daban su leche a los mendigos o a los tontos huérfanos.

ဆၢ

O se ponían a la teta a un cachorro de perro, para que mamara directamente de ella.

ဆၢ

En algunos lugares la costumbre de las lactantes era ordeñarse los pechos sobre el fuego, o en el agua de algún riachuelo.

ಐಲ

Si, pese a todo, el pequeño persiste en mamar, aplíquese la madre en el pezón productos amargos o picantes y el bebé no tardará en rechazarlos.

Contra las llagas y grietas de los pezones

Aplíquense emplastos de azúcar y manteca de cerdo.

ಐಲ

O emplastos de patas de perdiz machacadas.

ಐಲ

Aplíquense sobre los pechos paños empapados en el agua donde se han cocido bayas de los cipreses del cementerio del pueblo.

ಐಲ

Frótense diariamente los pechos las afectadas, con rodajas de limón con sal.

ಐಲ

Lávense todos los días las mujeres que tengan llagas en los pezones, los pechos con aguardiente.

Contra el endurecimiento de los pechos

Aplíquese sobre los senos de la interesada un apósito de tela de hilo, impregnada en la pasta resultante de freír en aceite puro de oliva, los siguientes productos: cera virgen, miel, aguardiente, tabaco negro picado, overa de gallina, ramitas de olivo y una hoja de laurel bendecido el Domingo de Ramos.

ಐಲ

Prepárense nueve manojos con tres clases de hierbas: hinojo espadaña y ajenjo (si bien pueden añadirse otras). Síganse con cada uno de los manojos la zona endurecida del pecho, de arriba a abajo y de izquierda a derecha. Recítese al mismo tiempo la fórmula siguiente:

"Zingiri sor † sangre † Zingiri Salomon. Yo no te signo sino por la gracia del Espíritu Santo". Santígüese al mismo tiempo el curandero, nueve veces, mojando la mano en agua bendita, una por cada vez. Terminada la operación récense nueve Padrenuestros y quémense las hierbas en una cazuela, aplicando el humo de la incineración al pecho de la paciente. De no ceder el dolor el primer día, repítase el ensalmo el segundo. Si, pese a ello, el mal no desaparece, abandónese el procedimiento, pues ya no obrará efecto. Fue un remedio típico de algunos curanderos vascos.

∞∞

Háganse cruces con un rosario sobre los pechos de la paciente

∞∞

Según remedio portugués, frótense los pechos de la afectada con la camisa del marido. Se conseguirá mayor efecto todavía si la que sufre de inflamación mamaria duerme con los calzones de su marido atravesados en la cama.

∞∞

La mastitis en su primera fase se evita frotando los pechos de la paciente con manteca de gallina, sin sal. También pueden colocársele sobre los senos, envueltos en un pañuelo, que ha de ser blanco, ajos bien triturados y sal.

Cuidados para con el recién nacido

Primero, manténgasele siempre limpio.

∞∞

Contra las escoceduras, talco. En caso de que no hubiera tal, cosa ya difícil en cualquier lugar, por remoto que sea, utilícese polvo de madera apolillada.

∞∞

Es muy bueno para la piel del bebé el polvo resultante de estrujar entre los dedos orégano tostado.

ℬℭ

Úntense las llagas que puedan salirle al niño con clara de huevo batida en agua.

ℬℭ

Úsese igualmente aceite batido, también en agua, para lo mismo.

ℬℭ

Contra el estreñimiento, introdúzcase al lactante por el ano un tallo de berza untado en aceite; o perejil, también aceitado.

ℬℭ

Cuando el niño comience a echar los dientes y le duelan las encías, frótensele suavemente con un dedal o con un azucarillo.

ℬℭ

Este era un remedio habitual, hasta hace muy poco, para qué cicatrizaran bien los agujeros de las orejas de las niñas, al colocarles los pendientes: Apóyese el lóbulo de la oreja sobre una patata y pínchese el lóbulo con una aguja con hilo enhebrado que se dejará en el agujero. Para facilitar la cicatrización, úntese saliva de ayunas diariamente, y muévase el hilo para que se forme el agujero.

Contra la alferecía

Dicha enfermedad se evita, si de recién nacido se trata, dándole de beber al mismo una gota de agua en recipiente, cuenco o instrumento de plata.

ℬℭ

Para curarla, prepárense unos polvos con las tres entrañas de un erizo —estas son: el hígado, los pulmones y el corazón—, del modo siguiente: Con cuchillo muy afilado, ábrase al erizo por el dorso, estando aún vivo, y antes de que se enfríe arránquensele con las manos las mentadas entrañas, procurando no se separen del diafragma ni de la hiel. Cuélguense tales vísceras en lugar seco y ventilado, hasta que, bien curadas, puedan moler-se. Por supuesto, al margen de su efectividad curativa, dicho producto no resultará agradable al paladar.

Bibliografía mínima

Además de la información obtenida de viva voz, primordial para la elaboración de este trabajo, también se han consultado numerosos libros, artículos y hasta notas manuscritas de muy diversas procedencias. Como algunos son de gran antigüedad e inencontrables para el gran público, citaremos tan sólo los más accesibles por no hacer exageradamente prolija esta relación.

Análisis de la medicina popular vasca. Anton Erkoreka. Instituto Labayru. Bilbao, 1985.

Antigua medicina popular. R. Benito Vidal. Ediciones Abraxas. Barcelona, 1998.

Apellaniz. Pasado y presente de un pueblo alavés. Gerardo López de Gereñu. En *Estudios de Etnografía alavesa.* OHITURA, nº 2. Diputación Foral de Álava. Vitoria-Gasteiz, 1981.

Aproximación a la folkmedicina de Cartagena. Carlos Fernández Araujo. NARRIA, nº 49-50. Madrid, 1988.

Apuntes de la vida de Lagrán. Salustiano Viana. En Estudios de Etnografía alavesa. OHITURA, nº 2. Diputación Foral de Álava. Vitoria-Gasteiz, 1984.

Brujería y otros oficios populares de la magia. Juan Francisco Blanco. Ambito Ediciones. Valladolid, 1992.

Brujología. Congreso de San Sebastián. Ponencias y Comunicaciones. Seminarios y Ediciones. Madrid, 1975.

Casamiento en Aragón, El. Rafael Andolz. Librería General. Zaragoza, 1993.

Capítulos de la medicina popular vasca. Ángel Goicoetxea Marcaida. Universidad de Salamanca, 1983.

Chamanismo en el Amazonas, El. Carlos Junquera. Editorial Mitre. Barcelona, s. f.

"Cocina" perdida, La. Josep María Gorrís. Queimada Ediciones. Barcelona, 1980.

Comportamiento sexual de los vascos. José María Satrústegui. Editorial Txertoa. Donostia-San Sebastián, 1981.

Contribución al estudio etnográfico del País Vasco continental. Juan Thalamas. En *Anuario de Eusko-Folklore,* XI. Vitoria-Gasteiz, 1931.

Costumari català. Joan Amades. Salvat Ediciones. Barcelona, 1986.

Costumbres aragonesas. Antonio Beltrán. Editorial Everest. León, 1990.

Costumbres asturianas. Elvira Martínez. Editorial Everest. León, 1986.

Costumbres, tradiciones y remedios medicinales canarios. José Luis Concepción. Editorial José Luis Concepción. La Laguna, 1993.

Cuerpo en la sociedad tradicional, El. Françoise Loux. Olañeta Editor. Palma de Mallorca, 1984.

Datos para un estudio de la medicina popular en Goizueta. J. Ormazabal. En *Anuario de Eusko-Folklore,* XXV. Vitoria-Gasteiz, 1973-74.

Diccionario de demonología. Frederik Koning. Editorial Bruguera. Barcelona, 1975.

Diccionario de plantas medicinales. Óscar Yarza. Distribuciones Mateo. Madrid, 1984.

Dónde, cómo, cuándo recoger las plantas medicinales. Eugenio G. Vaga. Editorial De Vecchi. Barcelona, 1981.

Enfermedades cutáneas en la medicina popular vasca, Las. Ángel Goicoetxea Marcaida. *Cuadernos de la Historia de la Medicina Vasca.* Monografías, nº 1. Salamanca, 1981.

Etnografía de Reus i la seva comarca. El Camp, la Conca de Barberà, el Priorat. Ramon Violant i Simorra. Editorial Alta Fulla. Barcelona, 1990.

Etnomedicina popular. Ángel Carril. Castilla Ediciones. Valladolid, 1991.

Folklore gallego. Emilia Pardo Bazán y otros. Roger Editor. Donostia-San Sebastián, 2000.

Galicia: brujería, superstición y mística. Ana Liste. Ediciones Penthalon. Madrid, 1981.

Gran libro de las supersticiones, El. Peter Lorie. Ediciones Robinbook. Barcelona, 1993.

Guía del curanderismo en España y disciplinas paralelas. Jaume Vicens Carrió. Ediciones Martínez Roca. Barcelona, 1985.

Hierbas que curan. Edmund Chessi y B. Pozas Hermosilla. Barcelona, 1985.

Historia de la medicina. Albert S. Lyons y Joseph Petrucelli. Doyma Ediciones. Barcelona, 1984.

Manual de folklore. La vida popular tradicional en España. Luis de Hoyos Sainz y Nieves de Hoyos Sancho. Ediciones Istmo. Madrid, 1985.

Medicina en el Camino de Santiago, La. Luis de Campo. Príncipe de Viana, XXVII. Iruñea-Pamplona, 1966.

Medicina, malaltia i salut a Catalunya. Josep Maria Comelles. En *Tradicions i llegendes*, vol. I. Edicions Mateu. Barcelona, 1982.

Medicina popular. Joan Amades. En *Arxiu de tradicions populars*, fascicle III. Barcelona, 1928.

Medicina popular. José Dueso. Tomo IV de *Nosotros los vascos. Mitos creencias y costumbres.* Editorial Lur. Donostia-San Sebastián, 1989.

Medicina popular. Arantzazu Hurtado de Saracho. Iruñea-Pamplona. 1976.

Medicina popular, La. Montserrat Puigdengolas y Regina Miranda. Editorial DOPESA. Barcelona, 1978.

Medicina popular en el País Vasco, La. Ignacio María Barriola. Ediciones Vascas. Donostia-San Sebastián, 1979.

Medicina popular en el País Vasco, La. José María Satrústegui. *Gaceta Médica de Bilbao,* n° 73. Bilbao, 1976

Medicina popular en España. Ingrid Kuschick. Siglo Veintiuno de España Editores. Madrid, 1995.

Medicina popular interpretada, La. Xosé Ramón Mariño Ferro. Edicións Xerais de Galicia. Santiago de Compostela, 1985.

Medicina popular y primera infancia. José María Satrústegui. *Cuadernos de Etnología y Etnografía,* n° 30. Fundación Príncipe de Viana. Iruñea-Pamplona, 1978.

Medicina popular vasca y ginecología. José María Satrústegui. *Cuadernos de Etnología y Etnografía,* n° 27. Fundación Príncipe de Viana. Iruñea-Pamplona, 1977.

Medicina valenciana mágica y popular. Juan Gil Barberá y Enric Martí Mora. Carena Editors. Valencia, 1997.

Mitología y supersticiones de Cantabria. Adriano García-Lomas. Librería Estvdio. Santander, 2000.

Otras medicinas, Las. Florence Arnold-Richez. Ediciones Parramón Ediciones. Barcelona, 1983.

Pequeña guía de las plantas medicinales. Elfrune Wendelberg. Barcelona, 1981.

Pirineo español, El. Ramon Violant i Simorra. Editorial Altafulla. Barcelona, 1989.

Plantas medicinales. Margarita Fernández y Ana Nieto. Iruñea-Pamplona, 1982.

Plantas medicinales. Pío Font Quer. Editorial Labor. Barcelona, 1990.

Plantas medicinales. Revista *Mundo Científico*, n° 105. Septiembre, 1990.

Plantas silvestres y cultivadas en la gastronomía común, vegetariana y medicinal, Las. Juan Mugarza. Bilbao, 1988.

Rama dorada, La. J. G. Frazer. Fondo de Cultura Económico. Madrid, 1986.

Recetas y remedios en la medicina popular vasca. José Miguel de Barandiarán. Editorial Txertoa. Donostia-San Sebastián, 1989.

Remeis casolans. David Griñó i Garriga (L'Herbolari de la Riera del Pi). Editorial Millà. Barcelona, 1976.

Rito y fórmula en la medicina popular vasca. La salud por la plantas medicinales. Juan Garmendia Larrañaga. Editorial Txertoa. Donostia-San Sebastián, 1980.

Supersticiones extremeñas. Publio Hurtado. Edición de Alfonso Artero Hurtado. Huelva, 1989.

Supersticiones y creencias de Asturias. Luciano Castañón. Ayalga Ediciones. Salinas, 1982.

Vida cotidiana en la España musulmana, La. Fernando Díaz-Plaja. Editorial Edaf. Madrid, 1993.

Todo lo que dice curar el curandero

¡¡¡Advertencia importante!!!...................................... 5
Introducción 7
    Medicina popular y medicina oficial 11
    Curanderos y otras variantes de un mismo
      oficio.. 14
La cabeza y el cuello 17
    Contra el dolor de cabeza............................... 19
    Contra la meningitis....................................... 20
    Contra la congestión cerebral 21
    Contra la sinusitis 21
    Contra las llagas y la inflamación de las encías .. 22
    Contra el dolor de muelas 23
    Contra las boqueras y otras pupas de los labios . 24
    Contra la irritación de los ojos 25
    Contra las cataratas 26
    Contra el orzuelo 26
    Contra el dolor de oído................................... 27
    Contra el enfriamiento de oído 28
    Contra los males de nariz 29
    Para cortar la hemorragia nasal....................... 29
    Para acabar con la caspa 30
    Para prevenir la caída del cabello 31
    Contra las paperas.. 31
    Contra el dolor de garganta en general............. 31
    Contra las anginas.. 31
    Contra los espasmos de laringe o de tráquea..... 33
    Contra la afonía y la ronquera......................... 33
El pecho 35
    Contra cualquier problema respiratorio............. 37
    Contra la tos y el catarro 37
    Contra la bronquitis....................................... 39
    Contra la gripe y los constipados fuertes 40
    Para combatir la pulmonía 41

Para combatir la neumonía.............................. 42
Contra la tos ferina 42
Contra el asma 43
Contra la tuberculosis 45
La circulación.. 47
Para la tensión arterial 49
Para aliviar los padecimientos del corazón 51
Contra la anemia...................................... 52
Contra el raquitismo o reblandecimiento
   de los huesos 53
Contra la diabetes, el colesterol y el ácido
   úrico.. 53
Para combatir la gota................................. 54
Para combatir la artritis 55
Contra la flebitis..................................... 55
Para la sangre en general............................. 55
Contra las almorranas................................. 56
Contra las varices 57
Los depurativos más necesarios...................... 58
Sangrías y sanguijuelas............................... 59
El vientre... 61
Contra el dolor y el ardor de estómago 63
Contra la gastritis.................................... 64
Contra la úlcera de estómago o de duodeno...... 65
Contra el decaimiento de estómago.................. 65
Para cualquier desarreglo del vientre................ 65
Para los problemas del bazo......................... 66
Para abrir el apetito 67
Contra el mal aliento................................. 67
Para evitar el vómito................................. 68
Para provocar el vómito.............................. 69
Para evitar el mareo 69
Contra el desvanecimiento 69
Contra la borrachera 69
Contra el hipo.. 70
Contra el estreñimiento.............................. 70
Contra la obstrucción intestinal 72
Para evitar los malos gases 73
Contra la indigestión................................. 74

Contra los cólicos y dolores de tripa.................. 75
Contra la diarrea 76
Contra la colitis... 77
Para combatir las lombrices 78
Contra la solitaria.. 79
Contra los males del hígado 80
Contra la hepatitis....................................... 80
Contra la ictericia.. 80
Contra las piedras de la vesícula 81
Los prolapsos del recto 81
Para combatir la hidropesía 82
Para curar las hernias.................................... 83
Contra las hernias infantiles 83
Las vías urinarias 85
Para evitar que los niños se meen en la cama..... 87
Para orinar sin problemas 88
Para eliminar las piedras de riñón...................... 89
Contra los males del riñón 90
Para prevenir la gonorrea y otros males del
    sexo 90
Para curar las llagas del ano o de la vulva.......... 91
Para combatir las ladillas 92
Contra la impotencia..................................... 92
Las extremidades 95
Contra los temblores de los dedos
    de las manos... 97
Del muslo al pie, o los problemas de las
    piernas... 97
Contra el reúma 98
Contra la artrosis 101
Contra las lesiones musculares.......................... 101
Para curar el lumbago 101
Contra la ciática 102
Contra la hemiplejia...................................... 102
Contra las erupciones glandulares...................... 102
Los nervios 105
Para no estar mal de los nervios....................... 107
Contra el histerismo 108
Contra los sobresaltos.................................... 108

Contra la depresión 109
Contra la ansiedad 109
Contra el agotamiento 109
Para los problemas del sueño 109
Para la locura 110
La epilepsia y el baile de San Vito 111
Para la memoria 112
La piel 113
Para no tener problemas en la piel 115
Para acabar con cualquier problema de la
    epidermis 115
Para eliminar la erupción cutánea 115
Contra las dermatitis infantiles 115
Contra el acné juvenil 115
Para acabar con las verrugas 116
Para eliminar los granos en general 120
Para eliminar los granos que salen alrededor
    de la cintura 120
Contra los eccemas 121
Contra la urticaria 121
Contra los forúnculos y diviesos 121
Contra la erisipela 122
Contra el herpes 123
Contra el ántrax 124
Contra las escrófulas 124
Contra los quistes sebáceos 125
Para curar los callos 125
Contra la sarna 126
Contra la tiña 127
Contra la lepra 127
Para acabar con liendres y piojos 127
Para que desaparezcan los sabañones 127
Las infecciones 129
Para evitar el contagio 131
Para mejorar el aire de una habitación 131
Contra las infecciones localizadas 131
Contra el cólera 132
Contra el tifus 133
Cuando hay sarampión 133

Contra la escarlatina 134
Contra la fiebre 134
Contra las fiebres tercianas 136
Envenenamientos y mordeduras 139
Contra el veneno en general 141
Contra la rabia 141
Contra las mordeduras de perro 142
Para las mordeduras de víbora 143
Para las mordeduras de culebra 143
Contra las picaduras de insectos 144
Contra la picadura de alacrán 145
Contra las picaduras de peces 146
Contra la picadura de la araña de mar 146
Contra las picaduras de ortigas 146
Los traumatismos 147
Para evitar accidentarse al tener que saltar 149
Contra las inflamaciones localizadas 149
Contra la tortícolis 149
Contra las hemorragias de las heridas 149
Para que una herida cure bien 150
Contra las heridas infectadas 151
Para curar cualquier herida o rozadura,
    infectada o no 151
Para curar llagas 152
Contra los moratones 152
Para atajar la gangrena 152
Contra los esguinces 152
Para curar una torcedura 154
Para curar las dislocaciones y distensiones 155
Para aliviar las contusiones 156
Contra las fracturas de huesos 156
Para extraer espinas clavadas 156
Si uno se clava una púa de espino 156
Contra las quemaduras 156
Contra las quemaduras producidas por el sol 158
Contra la congelación 158
Contra los calambres 158
Para sacar una astilla clavada 159
Para curar los hematomas 159

Para ablandar los panadizos 159
Contra el ahogamiento 160
El cáncer.. 161
Contra el cáncer de piel................................. 163
Contra un tumor cancerígeno localizado 163
Los problemas propios de la mujer 165
Para una menstruación sin problemas................ 167
Para aliviar los problemas de la menopausia....... 167
Contra algunos problemas de las partes
      femeninas 168
Para propiciar la fertilidad 168
Los abortos.. 169
Ayudas a la preñada...................................... 170
Para facilitar el parto..................................... 171
Para expulsar la placenta.................................. 173
Contra las infecciones de la matriz 173
Para amamantar bien...................................... 174
Para retirar la leche 174
Contra las llagas y grietas de los pezones 176
Contra el endurecimiento de los pechos 176
Cuidados para con el recién nacido 177
Contra la alferecía.. 178
Bibliografía mínima.................................... 181
Todo lo que dice curar el curandero 187
Para una búsqueda rápida 193

Para una búsqueda rápida

aborto 169, 170
accidentes 148
ácido úrico 53, 54
acné juvenil 115
acto sexual 90, 91, 137
aerofagia 73
afonía 33
agotamiento 41, 109
agujeros para los pendientes 179
ahogamiento 161
aires 73, 74
alcoholismo 69, 70
alferecía 179
almorranas 56, 57
amamantar 26, 29, 174
anemia 52, 53
anginas 32, 33
ano 21, 57, 69, 70, 71,
  72, 74, 79, 91, 95, 178
ansiedad 109
ántrax 124
aparato genital femenino 89,
  90, 91, 92, 168, 169,
  170, 171, 174
apendicitis 75
apetito 67
ardor de estómago 63
arenillas 88, 89
artritis 55

artrosis 101
asma 43, 44, 45
astillas 159
baile de San Vito 111, 112
bazo 66, 67
boca 22, 23, 24, 32
boqueras 24
borrachera 69, 70
bronquitis 39, 40
cabeza 17, 19, 20, 21
calambre 158, 159
calenturas de los labios 25
calvicie 31
callos 125
canas 31
cáncer de piel 163
cardiopatías 52
caries 40
caspa 30, 31
cataratas 26
catarro 37, 39, 40, 42
cefaleas 19, 20
ciática 102
circulación sanguínea 41,
  47, 49, 50, 82, 99
cólera 132
colesterol 53, 54
cólico nefrítico 88, 89
cólicos 66, 75
colitis 69

congelación 158
congestión cerebral 21
congestión pulmonar 41
conjuntivitis 25, 26
constipado 39, 40, 131
contagio 131
contusiones 156
convulsiones 42
corazón 47, 49, 51, 52
crisis nerviosa 107, 108
cuello 17, 31, 32, 33, 34, 39, 41, 44, 70, 71, 141, 155
dedos de las manos 55, 97, 150
defecar 63, 70, 71, 72, 81
dentadura 24
dentición 23, 24, 25, 178
dentición infantil 25
depresión 109
depurativos 58, 83, 120, 122, 124
dermatitis 115
deseo sexual 92, 93, 97
desgarraduras 155, 156
desnutrición 67
destetar 174, 175, 176
desvanecimiento 69
diabetes 53, 54
diarrea 44, 68, 69, 132, 133
dientes y muelas 23, 24, 178
dislocaciones 155
distensión muscular 155
diuréticos 88, 89

diviesos 121
dolor 19, 20, 23, 24, 27, 28, 29 32, 57, 63, 64, 67, 72, 75, 76, 77, 89, 97, 98, 99, 101, 102, 105, 111, 142, 146, 149, 152, 153, 154, 157, 158, 160, 167, 169, 174, 177
eccemas 121
embarazo 169, 170
encías 22, 23, 24, 178
enfermedades venéreas 90, 91, 92
enuresis 87, 88
epidermis 113, 115, 119, 131, 158, 163, 177
epilepsia 111, 112
erección 92
erisipela 122
erupción cutánea 115
erupciones glandulares 102, 103
escarlatina 134
escoceduras 90, 177
escrófulas 124, 125
esguinces 152, 153, 154
espalda 33, 41, 52, 102, 123, 133, 136, 138, 154, 173, 175
espinas 146, 156
esterilidad 168, 169
estómago 63, 64, 65, 66, 72, 74, 75, 172
estreñimiento 70, 71, 72, 77, 81, 178

faringitis 33
fertilidad 168, 169
fiebre 41, 133, 134, 135, 136, 174
fiebres tercianas o cuartanas 136, 137
flebitis 55
flemas 38
flemón 22, 23
flujo vaginal 168
forúnculos 121, 122
fracturas 156, 167
gangrena 152
garganta 31, 34
gases 73, 74
gastritis 64, 65
golondrino 103
gonorrea 90, 91
gota 54, 55
granos 120, 121, 124
grieta 25, 176
gripe 40, 42, 135
hematomas 159
hemiplejia 102
hemorragia nasal 29, 30
hemorragias 29, 30, 150, 168, 174
hepatitis 80
heridas 82, 142, 143, 144, 145, 149, 150, 151, 156, 159, 163
hernia 83, 84
herpes 123, 124
hidropesía 82, 83
hígado 80, 81, 178, 179
hipertensión 49, 50, 51

hipo 70
hipotensión 49, 50, 51
histerismo 108
huesos 53, 153, 154, 155, 156, 167
ictericia 80, 81, 136
impotencia 92, 93, 97
impurezas 56
indigestión 74, 75
infarto glandular 103
infecciones 26, 91, 129, 131, 169, 173, 174
inflamaciones 23, 29, 32, 115, 149, 154, 160, 169, 179
insolación 157, 158
insomnio 109, 110
jaquecas 19
labios 24, 25
lactacia 174, 175, 176
ladillas 92
laringe 33
leche materna 26, 27, 28, 110, 172, 173, 174, 175, 176
legañas 25
lepra 127
lesiones musculares 101
liendres 127
locura 110
lombrices 78
lumbago 101, 102
llagas 22, 91, 153, 176, 178
mal aliento 40, 67
mareo 69

mastitis 176, 177
matriz 173, 174
menorrea 167
meningitis 20
menopausia 167, 168
menstruación 167
moratones 152, 159
mordeduras 139, 142, 143, 144
nariz 21, 29, 30, 69
náusea 69, 171
nervios 51, 105, 107, 108, 111
neumonía 42
obstrucción intestinal 72, 73
oído 25, 27, 28, 29
ojos 25, 26, 27, 109, 133
orina 25, 43, 46, 75, 85, 91, 127, 136, 145, 173
orinar 87, 88, 89, 91, 145
orzuelo 26, 27
palpitaciones 51
panadizos 159, 160
paperas 31
parálisis 21, 102
parasitosis 78
parto 78, 171, 172, 173, 174
pechos 69, 175, 176, 177
pesadillas 110
pezones 27, 176
picaduras 144, 145, 146
pie dormido 98
piedra en la vesícula 81
piedras de riñón 88, 89, 90

piel 113, 115, 119, 131, 158, 163, 177
piernas 20, 21, 32, 41, 58, 66, 95, 97, 98, 102, 133, 134, 159
pies 23, 24, 50, 57, 58, 66, 87, 95, 97, 98, 125, 135, 136, 149, 154, 155, 158, 159, 172, 175
pinchazos 156
piojos 80, 81, 127
placenta 173, 174
pleuresía 41
potencia sexual 92, 93, 97
prolapsos 81, 168
pulmonía 41, 42, 135
quemaduras 156, 157, 158
quistes 125
rabia 141, 142, 150
raquitismo 53
recién nacido 25, 177, 178, 179
respiración 37, 38, 39, 70, 146
retención de líquidos 82, 83, 89
retortijones 77
reúma 98, 99, 100, 101
riego sanguíneo 56
rinitis 29
riñones 66, 88, 89, 102, 172
rodilla 97, 134
ronquera 32, 33, 34
rozadura 151
sabañones 127, 128

sangre 22, 41, 46, 47, 50, 55, 56, 58, 70, 102, 111, 116, 119, 120, 122, 123, 124, 131, 133, 142, 143, 146, 150, 152, 159, 177
sangrías 50, 59
sanguijuelas 20, 21, 57, 59, 152
sarampión 133, 134
sarna 126, 127
sexualidad 90, 91, 92, 93, 97, 136, 137
sinusitis 21, 29
sobresaltos 70, 108
solitaria 79, 80
sordera 28
sueño 109, 110
taquicardia 51
tendón 125, 156
tensión arterial 49, 50, 51
tifus 133
tiña 127
tónico cardíaco 49
tónico digestivo 76
tónico diurético 88

torcedura 152, 153, 154, 155, 167
tortícolis 149
tos 37, 38, 39, 40, 42
tos ferina 42, 43
tráquea 33
tuberculosis 42, 45, 46
tumores 133, 163, 164
úlcera 64, 65, 91, 152
urticaria 121
útero 168, 169, 173, 174
vagina 90, 91, 92, 168, 169, 171, 173
varices 57, 58
veneno 141, 143, 145
verrugas 116, 117, 118, 119, 120
vientre 61, 65, 66, 72, 73, 74, 75, 78, 79, 82, 170, 171, 173
viruela 131, 133, 134
vómito 68, 69
vulva 91, 92, 168, 170, 171
zumbido 28